MEDIZINISCHE GRUNDLAGEN DER HEILPÄDAGOGIK

FÜR ERZIEHER, LEHRER, RICHTER UND FÜRSORGERINNEN

VON

DR. ERWIN LAZAR

REGIERUNGSRAT, PRIVATDOZENT FÜR KINDERHEILKUNDE AN DER UNIVERSITÄT WIEN UND LEITER DER HEILPÄDAGOGISCHEN ABTEILUNG DER UNIVERSITÄTS-KINDERKLINIK IN WIEN

WIEN
VERLAG VON JULIUS SPRINGER
1925

ISBN-13: 978-3-7091-5203-4 e-ISBN-13: 978-3-7091-5351-2
DOI: 10.1007/978-3-7091-5351-2

Vorwort

In einer weit zurückliegenden Schrift („Die endogenen und exogenen Wurzeln der Dissozialität“, Zeitschrift für Kinderheilkunde, 1914) habe ich die Hoffnung ausgesprochen, man werde auf dem Wege einer genauen Durchforschung der einschlägigen Fälle einmal zu einer Diagnostik gelangen, ähnlich wie dies bei den richtigen Krankheiten der Fall ist. Diese Hoffnung hat sich als trügerisch erwiesen. Und trotzdem bedauere ich nicht, bei meiner Art der Durchforschung stehengeblieben zu sein. Ich habe viele neue Wege begangen und habe dabei allerlei gesehen. Diese Tatsache steht für mich eindeutig fest: Man kann heilpädagogisch eine Person immer nur in ihren einzelnen Eigenschaften bestimmen, muß die Person von vielen Gesichtspunkten her betrachten und die verschiedensten Ergebnisse zueinander in Beziehung bringen. Jede menschliche Eigenschaft hat nicht nur eine exogene und eine endogene Wurzel, sondern jede von diesen setzt sich aus dem Vielerlei zusammen, das konstitutionell und konditionell im Wesen eines Menschen enthalten ist. Entsprechend der Mannigfaltigkeit der Erbmasse sind unendlich viele Entwicklungsmöglichkeiten im Keime vorhanden, ihre stärkere oder schwächere Entfaltung ist abhängig vom Zufall der primären Genese, den noch mehr zufälligen Erlebnissen des Individuums, angefangen vom Augenblick der Zeugung.

Alle Eigenschaften zu bestimmen und allen Arten der Beeinflussung nachzugehen, wäre ein aussichtsloses Beginnen. Man muß sich einstweilen auf das beschränken, was die Pathologie und die Erfahrung des Alltags an grobem Material bieten können. Aber schon damit läßt sich zeigen, daß kaum ein Individuum zu finden ist, das nicht in irgend einer Weise, wenn auch nur im kleinen Maße, wenn auch nur in gelegentlichen Zügen, mit der Pathologie zusammenhängt und das nicht so und soviel von den Schäden des Lebens mitabbekommen hätte. Ein Wesen, das als ideeller Normalmensch ein konstruiertes Mittel in allen Eigenschaften einnähme, das ein mittleres Maß an exogenen und endogenen Schädigungen und Förderungen durchgemacht hätte, gibt es nicht. Jeder Mensch, und sei er auch der normalste, würde, kurvenmäßig dargestellt, eine Zickzacklinie aufweisen, deren Unregelmäßigkeiten das eigentliche Bild seiner Persönlichkeit ausmachen.

In vorliegender Schrift wird der Versuch unternommen, eine

Darstellung zu geben, wie die physiologische Entwicklung gewisse sozial-bedeutsame Eigenschaften hemmt oder fördert, und wie sich diese Eigenschaften in den bekannten Erkrankungen der großen Psychosenkreise, der Neurose und im Bilde der degenerativen Entartungen äußern. Es handelt sich also nicht darum, bestimmte Krankheits-, beziehungsweise Zustandsbilder zu entwickeln, sondern einen Spiegel aufzustellen, mit dessen einzelnen Abteilungen man ein Untersuchungsobjekt beleuchten kann. Dabei wird sich ergeben, daß es kaum einen Abschnitt gibt, in dem nicht eine Saite des Untersuchten mitklingt, und daß sogar solche Menschen, die für eine einzelne Erkrankung besonders charakteristisch sind, auch in den übrigen Abschnitten ihre Resonanz haben.

Wien, im Februar 1925.

Erwin Lazar

Inhaltsverzeichnis

genehm zu werden, seiner Umgebung zur Last fällt und sich Ausschreitungen der verschiedensten Art zuschulden kommen läßt. Anderseits muß man sich vorhalten, daß alle unangenehmen Charaktereigenschaften mit einer schlechten Erziehung zusammenhängen können. Eine verbrecherische Handlung kann demnach sowohl auf Verführung beruhen, wie sie anderseits, ohne das Zeichen einer Erkrankung zu sein, auf eine abnorm schlechte Veranlagung zurückzuführen ist. In diesem Falle handelt es sich um eine Dissozialität, die ganz und gar aus dem Innenleben hervorgeht und durch dieses ihre Erklärung findet. Im andern Falle wird die dissoziale Handlung ganz rein durch äußere Umstände begründet. Man spricht in solchen Fällen von innerer, endogener, und äußerer, exogener Dissozialität. Während in dem einen Falle die Dissozialität durch eine starke äußere Einwirkung zustande gekommen ist und man auch annehmen kann, daß nur unter diesen Umständen eine Dissozialität auszulösen war, wird sie im anderen Falle ganz von selbst und trotz entgegenstehender äußerer Umstände zur Wirkung kommen. Zum Beispiel: Ein zehnjähriges Mädchen wird geschlechtlich verführt und gerät dadurch in einen dauernden sexuellen Erregungszustand, in dessen Gefolge sich eine allgemeine moralische Unterwertigkeit einstellt (Depravation). In einem solchen Falle muß man sich sagen: Dieses Mädchen wäre ohne dieses Erlebnis niemals in diesen Erregungszustand geraten und damit wären alle anderen Folgen weggefallen. Diese Art von Erlebnissen führt aber bei der weitaus überwiegenden Mehrzahl von Kindern zu den gleichen Erscheinungen der Dissozialität. Ein anderer ähnlicher Fall ergibt sich dann, wenn ein Kind unter dem Einflusse des Elends auf die Straße gekommen ist, zum Betteln, Hausieren verwendet und zum Stehlen angehalten wurde. Ein solches Kind kann vollkommen frei von jeder Degeneration und durchaus intelligent sein; trotzdem entwickelt sich eine schwere Dissozialität, die unter den angeführten Umständen unausbleiblich ist. Im Gegensatz dazu steht das Kind aus guter Familie, das eine sorgfältige Erziehung genossen hat, wenn es den Hang zeigt, in einen leichtsinnigen Lebenswandel zu geraten, nicht zum Lernen zu bewegen ist, trotz genügend vorhandener Intelligenz in der Schule zurückbleibt, Schulden macht, stiehlt usw. Ist anamnestisch festzustellen, daß in der Familie Fälle von Geisteskrankheiten vorgekommen sind oder Kriminalität, Selbstmorde und dergleichen, dann hat man das Bild einer rein endogenen Dissozialität.

Diese einfach skizzierten Fälle sind zwar keine Seltenheiten, sie bilden aber doch eine Minderheit gegenüber denen, wo sich die Dissozialität durch das Zusammenwirken der endogenen und exogenen Faktoren entwickelt. Es ist gewiß nicht gleichgültig, wie stark zum Beispiel der verführende Einfluß ist und sicher auch von Bedeutung, wie oft er in Wirksamkeit getreten ist. Aber noch viel bedeutsamer ist der Unterschied, den die einzelnen Individuen in ihrer Widerstandsfähigkeit aufweisen. Es sei bereits hier vorweggenommen, daß der vollkommen gesunde, in seiner nervösen Entwicklung nicht geschädigte Mensch sowie der intellektuell vollwertige gegenüber allen Unterwertigen Verführungen, schlechten Einflüssen und dergleichen einen stärkeren Widerstand entgegenstellen kann.

Je größer die Widerstandsfähigkeit, um so stärker und wirksamer muß die exogene Komponente werden, um einen Schaden hervorzurufen, wie es das oben erwähnte Beispiel von der sexuellen Verführung zeigt, die unter allen Umständen wirkt. Bei Sinken der Widerstandsfähigkeit genügen aber schon viel schwächere Ursachen, zum Beispiel Kino, schlechte Lektüre, leichtsinnige Gesellschaft, um dieselben Erscheinungen hervorzurufen. Und schließlich gibt es Zustände, bei denen es der Verführung gar nicht mehr bedarf, wo die normal und physisch auftretenden Regungen schon allein imstande sind, die gleiche, vollständige Dissozialität auszulösen.

Innere und äußere Ursachen sind oft so innig miteinander verflochten, daß man sie kaum mehr trennen kann. Es ist gewiß nicht zulässig, zu behaupten, daß ein Mensch, der infolge einer körperlichen Erkrankung schlechte Charaktereigentümlichkeiten erwirbt, eine endogene Dissozialität besitzt. Die Anlage kann ja von vornherein ganz gut gewesen sein, bloß die Krankheit ist schuld, daß er sich unangenehm verändert hat. Das gilt für alle Charakterveränderungen, die sich bei organischen Erkrankungen des Nervensystems entwickeln, aber sicher auch bei allen jenen Leiden, die durch Schmerzhaftigkeit oder Erschöpfung das Nervensystem irritieren. Es entwickelt sich daher aus der ursprünglich guten endogenen Anlage ein schlechter Charakter, der aber nicht durch äußere Umstände zustande gekommen ist, da man doch eine körperliche Erkrankung nicht als exogen auffassen kann. Es liegt also eine psychische Veränderung vor, die sehr tief gegriffen hat und trotz ihrer physischen Begründung auf dasselbe hinauswächst, was sich aus einer psychisch-endogenen Veranlagung hätte entwickeln können. Ob es sich um einen Zustand handelt, der früher oder später, intra- oder extraauterin erworben wurde, ist schließlich für die Folgen gleichgültig.

Alle Erkrankungen des Nervensystems und alle Leiden, die indirekt nervös störend wirken, bringen es mit sich, daß die betroffenen Personen sich zu ihrer Umgebung unangenehm einstellen. Daraus entwickelt sich eine entsprechende Reaktion, deren Folgen dem Nervösen zum Schaden gereichen. Zum Beispiel: Das nervöse Kind ist in der Schule unruhig, gibt freche, naseweise Antworten, ist wegen einer nervösen Ängstlichkeit hinterhältig. Dementsprechend wird es zurückgesetzt, gescholten, unliebenswürdig behandelt. Damit ist eine neue Schädigung gegeben. Die schlechte Behandlung ist aber wieder ein rein exogener Faktor, der seine besonders starke Wirkung durch die ungünstige endogene Veranlagung des Kindes gewinnt. Ein ähnlicher Mechanismus entwickelt sich ja auch beim verkrüppelten Kind. Die äußerlich unangenehme Erscheinung wirkt auf die Altersgenossen abstoßend und fordert den Spott heraus. Unter dem Einflusse der Kränkung entsteht mit der Zeit eine Erbitterung, die sich in Bosheit und Schadenfreude äußert, was als solches wieder auf das Benehmen der Umgebung zurückwirkt, also neuerdings die exogenen Faktoren wachruft.

Viele Krankheiten wirken nicht nur auf das Nervensystem schädigend ein und rufen dadurch die entsprechenden Veränderungen der ursprünglichen Anlage hervor, sondern sie haben auch deutlich nachweisbare Wirkungen auf rein äußere Umstände. Als Beispiel dafür ist die Epilepsie heranzuziehen, die nicht nur eine ausgesprochene Wirkung auf die Charaktereigenschaften hat, sondern auch einen ganz bedeutenden Einfluß auf den rein äußeren Ablauf der Lebensführung nimmt. Man stelle sich vor: Der Epileptiker hat zu Beginn der Schulzeit zahlreiche Anfälle. Durch den unregelmäßigen und seltenen Schulbesuch kommt er in einen Schulrückstand, der seiner Intelligenz nicht entspricht. Er fühlt sich in der Schule mit den jüngeren Kindern nicht wohl, er meidet die Schule, entdeckt, daß er sich außerhalb der Schule wesentlich angenehmer fühlt, die Schule wird zur Qual, er wird ein gewohnheitsmäßiger Schulstürzer. Dann: Straßenaufenthalt, Bettel, Diebstahl, und damit ist die früher genannte Folge der exogenen Ursachen wieder hergestellt. Im jugendlichen Alter hat der Epileptiker die Schwierigkeiten in der Lehre. Es wird ihm schwer, einen Posten zu finden, er wird in die minder qualifizierte Arbeit gedrängt; für diese fühlt er sich zu gut, arbeitet lieber nichts und wird vollständig dissozial.

Nimmt man an, die Anfälle als solche hätten sich gebessert, es wäre bloß das unangenehme Wesen zurückgeblieben, die periodischen Verstimmungen, die die Arbeitslust zeitweise ganz unterbinden, so entwickelt sich der ganz gewöhnliche Fall, daß der gebesserte Epileptiker als Lehrling seinen Posten, vielleicht auch sein Handwerk oft wechselt, weil er sich nirgends Freunde machen kann, weil der Lehrmeister von ihm nichts wissen will, weil er ihn für unbrauchbar und unverläßlich hält. Es zeigt sich also auch hier, wie die rein endogenen Verhältnisse automatisch nach außen wirken und wie schließlich die äußeren Umstände so stark in den Vordergrund treten, daß sie allein das Schicksal zu bestimmen scheinen.

Ähnlich den Nervenkrankheiten haben auch andere Krankheiten für die Entwicklung der Dissozialität ihre Bedeutung. Von ganz besonderer Wichtigkeit erscheint der Einfluß der Tuberkulose auf die Entwicklung des sozialen Lebens in der Kindheit. Unter ihrer Einwirkung kommt es zu einer sehr auffälligen Verwahrlosung. Wenn zum Beispiel ein Kind, mit einer Knochentuberkulose behaftet, nach vielen Jahren der Erkrankung genest, hat es in der Regel einen Schulrückstand, der oft nicht wieder gut zu machen ist. Dazu kommt der erzieherisch durchaus schädliche Aufenthalt in Spitälern, Ambulatorien und Heilstätten. Es entwickelt sich dabei ein ganz richtiges „Spitalsbrudertum“ mit der Neigung zum Nichtstun und den daraus folgenden Ungezogenheiten. Sehr häufig läßt sich eine spätere Dissozialität und vielfach auch eine Kriminalität auf eine Spitalsverwahrlosung zurückführen und es ist erst in den letzten Jahren gelungen, durch entsprechende Vorkehrungen den gröbsten Auswüchsen entgegenzuarbeiten. Es ist natürlich nicht zu leugnen, daß die Krankenpflege als solche eine gewisse Verwöhnung mit sich bringt und daß schon eine bessere Anlage dazugehört, um ohne Charakterschäden davonzukommen. Man wird doch immer das kränkliche Kind schonen müssen, die bestehende Überempfindlichkeit zu beachten haben und damit bewußt eine größere Menge erzieherischer Fehler begehen.

Genau wie bei der Tuberkulose verhält es sich mit anderen chronischen Krankheiten, die übrigens je nach ihrer Eigenart auch besonders gefärbte Charaktere zu bilden imstande sind. Es sei verwiesen auf die eigentümlich altklugen und mißgünstigen Kinder, die an Herzkrankheiten leiden. Diese haben auch verhältnismäßig wenig Freude an ihrer Kindheit, können die in ihnen schlummernden jugendlichen Kräfte nicht ausleben lassen und dazu kommt noch der nicht zu vermeidende Erziehungsfehler, der darin besteht, daß man ihnen mehr als anderen Kindern nachgeben muß, um Aufregungen zu vermeiden.

Aber auch andere, rein äußerlich wirkende Faktoren haben ihre starke Wirkung auf das Innenleben. Ganz besonders gilt dies von der Mißhandlung. Die Erfahrung hat gezeigt, daß die mißhandelten Kinder ganz außerordentliche Schwierigkeiten machen, daß sich bei ihnen Charakterfehler finden, die manchmal gar nicht zu beseitigen sind. Die Mißhandlung kann ein Kind betreffen, daß seiner Anlage nach vollkommen normal ist. Die Folgen der Mißhandlung werden davon abhängig sein, in welcher Weise die Mißhandlung erfolgt ist, sowohl quantitativ wie qualitativ. Außerdem spielt das Lebensalter, in dem die Mißhandlungen erfolgten, eine gewisse Rolle. Ganz kleine Kinder, die oft Gegenstand der schwersten Mißhandlungen sind, gehen an ihnen auch zugrunde. In den späteren Kinderjahren entwickeln sich vielfach Schäden im Sinne der Depression, der Hinterhältigkeit und sogar eines intellektuellen Scheindefekts. Ähnlich ist es auch mit Kindern der höheren Altersstufen bestellt.

Bei abnormen Kindern, die mißhandelt werden, liegt die Ursache der Mißhandlung in ihrer Dissozialität. Es ist eine ganz gewöhnliche Sache, daß Durchgeher in der schwersten Art mißhandelt werden und daß deswegen ihre Eltern mit der Behörde in Konflikt kommen. Es ist aber selbstverständlich, daß diese Eltern so handeln, denn sie haben in der Regel gar keinen Sinn für das Wesen der Abnormität und reagieren auf die Ungezogenheit ihrer Kinder in einer Weise, die man als den landläufigen Gepflogenheiten entsprechend auffassen kann. Andern Neuropathen, die durch Widerspenstigkeit, Zornausbrüche und dergleichen auffallen, ergeht es nicht viel besser und es muß bemerkt werden, daß auch wirklich krankhafte Symptome, wie Tics, Bettnässen, choreatische Bewegungen außerordentlich häufig mit Prügeln behandelt werden. Die Folgen dieser Mißhandlung sind entsprechend dem an sich erregbaren Nervensystem dieser Kinder die denkbar schlechtesten. Nervöse Kinder reagieren auf körperliche Züchtigung an sich und auf Mißhandlung selbstverständlich in der unangenehmsten Weise; es kommt zu schweren Abwehrreaktionen, zu ganz feindseligen Handlungen, die sich teils gegen die Mißhandler selbst, teils gegen die sonstige Umgebung entladen. Die ursprünglich ungünstige Veranlagung erfährt demnach durch die verfehlten Maßnahmen eine entsprechende Verschlechterung und auch bei einer guten Anlage kommt es zu einer Veränderung, die genau dasselbe Bild zeigt wie eine von vornherein schlechte.

In den Folgen ist zwischen psychischer und physischer Mißhandlung kein wesentlicher Unterschied. Man kann ebenso durch Lieblosigkeit, Verachtung, durch fortgesetzte Kränkungen und Beleidigungen die charakterologisch schlechtesten Erfolge erzielen und neurotische Eigenschaften hervorrufen. Bei beiden Formen der Mißhandlung ist die persönliche Widerstandsfähigkeit von großer Bedeutung. Es gibt empfindsame Naturen, die schon durch die geringsten Anlässe in Mitleidenschaft gezogen werden und solche, die verhältnismäßig mehr vertragen. Nach welcher Richtung der Schaden erfolgt, hängt wieder von der Anlage ab. Es gibt Kinder, die ängstlich und mißtrauisch werden, bei denen sich also die Reaktion nach innen entladet und solche, die durch Bosheit, Rachsucht, Schadenfreude ihrer Umgebung unangenehm werden. Bei der körperlichen Mißhandlung scheint der zweite Typus wesentlich häufiger zu sein, während die psychische Behandlung mehr zu neurotischen Angst- und Furchtkomplexen disponiert.

In der Mißhandlung liegt ein aktives Vorgehen gegen das Wohl eines Individuums. Das passive Verhalten ist die Verwahrlosung. Es geschieht das nicht, was für die Wohlfahrt des Individuums notwendig wäre. Der Säugling ist gegenüber der Verwahrlosung am empfindlichsten, denn er stirbt daran. Mangelhafte Reinigung, schlechte Ernährung haben Folgen, denen die Konstitution des Säuglings nicht gewachsen ist. Geringere Fehler bringen Schäden hervor, die der Säugling an seiner Gesundheit erleidet. Er erkrankt an Ernährungsstörungen und bei der Wiederholung dieser wird er körperlich und schließlich auch geistig zurückbleiben. Die Ernährungsstörung kann sich in ihrer Giftwirkung auf das Zentralnervensystem erstrecken und damit beeinflußt sie in ungünstiger Weise das Nervensystem, das ursprünglich vollkommen normal gewesen sein kann. Was man später einmal als festgelegte endogene Anlage ansieht, ist gegebenen Falles nichts anderes als die Folge einer Verwahrlosung im Säuglingsalter.

Beim Kleinkinde treten bereits die rein physischen Verwahrlosungen gegenüber den psychischen in den Hintergrund. Die Hauptgefahr für die Kleinkinder besteht darin, daß man sich mit ihnen nicht beschäftigt, daß man versäumt, ihnen genügend geistige Eindrücke zukommen zu lassen, sie rechtzeitig zimmer- und bettrein zu machen, sie gehen zu lehren und dergleichen. Kinder, die in diesem Alter sich selbst überlassen werden, bleiben in ihrer Entwicklung zurück, lernen später gehen, sehr spät sprechen, kommen wesentlich verspätet zur Begriffsbildung und sind schließlich, wenn sie ins Schulalter kommen, nicht entsprechend vorbereitet. Dieser Fehler kann sich weiterziehen, das Kind bleibt um Vorteile verkürzt, die ihm seiner Anlage gemäß zugekommen wären. Kinder, die tagsüber von ihren Angehörigen eingesperrt werden, in den Wohnungen sich selbst überlassen sind, werden sehr häufig von diesem Los betroffen.

Sehr auffällig ist die Art der kindlichen Spiele, die sich bei den Verwahrlosten entwickeln. Die Kinder bleiben auf einer ganz primitiven Stufe stehen. Sie sind imstande, stundenlang sich mit ganz einfachen Bewegungen zu unterhalten oder sie gewöhnen sich das normale Zerstören und Zerreißen von Gegenständen nicht ab, wenn sie nicht auch zu unappetitlichen Handlungen kommen. Sehr typisch ist in den Spielen das Verhalten der Straßenkinder. Hier sind es die Tändelei und die wilden Spiele, die den Unarten und Ungezogenheiten das besondere Gepräge geben.

Die Verwilderung der Straßenkinder ist vielleicht die allerdeutlichste Verwahrlosung, schon deshalb, weil sie sich äußerlich am Körper des Kindes zeigt. Man erinnere sich an den starrenden Schmutz, an die struppigen Haare, an den verwilderten Blick. Alle diese Dinge bleiben auch bestehen, wenn sich die Verhältnisse zum günstigen gewendet haben und es dauert einige Zeit, bis sich die äußere Erscheinung durch fortgesetzte Pflege ändert. Zieht man noch in Betracht, daß der ganze Tonus des Gesichtes sich während dieser Zeit verändert und daß man daraus auch auf gewisse Veränderungen im

Seelenleben schließen kann, dann ergibt sich daraus der Schluß, daß die Verwahrlosung nicht eine äußerliche Angelegenheit bleibt, sondern sich tief in das psychische Wesen hinein verfolgen läßt. Auch hier ist wieder anzunehmen, daß in erster Linie rein exogene Momente im Spiele sind. Das Leben auf der Straße mit Frieren, Hungern und Müdigkeit kann als nichts anderes aufgefaßt werden. Die natürliche Kompensation bildet die Straße selbst mit ihren lustbetonten Erlebnissen. Die Buntfarbigkeit der Bilder, die Abwechslung, der Erfolg des Bettelns und Stehlens bilden einen genügenden Ersatz für alle Entbehrungen und Mühseligkeiten. Es ist aber fast so, wie sonst bei jeder anderen symptomatischen Behandlung: das Symptom, in diesem Fall die Unlust, wird wohl paralysiert, die Folgen auf das Nervensystem werden aber damit nicht aufgehoben. Es finden sich daher bei allen diesen Kindern die Symptome der Neuropathie und der Neurosen, es findet sich neben Angst, Furcht, Hemmung auch die Erscheinung der Irritation, der gesteigerten Erregbarkeit und eine allgemein dissoziale Lebenseinstellung.

Es versteht sich, daß ein nervös veranlagtes Kind sich unter diesen Umständen ganz besonders unangenehm entwickelt. Anderseits handelt es sich doch fast regelmäßig um Abkömmlinge degenerierter Familien, wenn sie in der vollsten Verwahrlosung aufwachsen. Es laufen somit endogene und exogene Faktoren knapp nebeneinander und greifen so sehr ineinander über, daß sie schließlich nicht mehr zu trennen sind. Jedenfalls ist zu erkennen, daß die Verwahrlosung schädigend auf das Nervensystem wirkt und daraus leitet sich die Berechtigung ab, die Verwahrlosten nach neurologischen Grundsätzen zu behandeln.

Die Verwahrlostenfürsorge muß daher, ebenso wie die Fürsorge für mißhandelte und für degenerierte Kinder, auf die Schwäche, beziehungsweise Empfindlichkeit und Abnormität des Nervensystems Rücksicht nehmen. Sie kann dies nur dadurch, daß sie Ursachen und Wirkungen richtig erkennt, den Folgeerscheinungen die entsprechende Würdigung zukommen läßt, indem sie trachtet, das ganze Nervensystem ruhig zu stellen, das psychische Gleichgewicht wieder zu gewinnen, kurz das zu betreiben, was man als heilpädagogische Behandlung zusammenfassen kann.

Die Einflüsse der Familie

Die Erforschung der Neurosen hat das Problem der Familie in den Vordergrund des allgemeinen Interesses gebracht. Daß Beziehungen abnormer Natur (nach *Freud* sexueller) zwischen

Eltern und Kindern schwere Störungen des nervösen Gleichgewichtes zur Folge haben, hat zu dem Gedanken geführt, daß das innere Gefüge der Familie weder für die soziale, noch für die innere Entwicklung gleichgültig sein kann. Da das Kind biologisch an die Familie gebunden und die Aufzucht des Menschen die gewöhnliche Form ist, wird das Kind mit der Familie wie zu einem Organismus verschmolzen.

Das spezifische Verhältnis zwischen Eltern und Kindern ist an den Trieb zur Erhaltung der Art geknüpft. Diese erschöpft sich nicht mit Zeugung und Geburt, sondern findet in der familiären Erziehung ihre natürliche Fortsetzung. Die ganze Kindheit ist mit der Beinflussung des Kindes durch die Eltern ausgefüllt. Diese ist solange eine physiologische Notwendigkeit, bis das geschlechtsreife Individuum sich von der Familie losreißen, sich selbst erhalten und sich fortpflanzen kann. Das enge Zusammenleben mit der Familie bringt es mit sich, daß sämtliche Fehler der Familie sich im Kinde widerspiegeln. Die familiäre Bindung hat aber noch die Bedeutung, daß alle exogenen Schädigungen, die von der Familie ausgehen, viel mächtiger und stärker wirken, als sie es sonst imstande sind. Ja, man kann ausdrücklich behaupten, daß schon kleine Fehler der Familie bei den Kindern einen Ausschlag geben, Schäden, die Fremden gegenüber ganz wirkungslos geblieben wären.

Abgesehen von den sozialen und nervösen Fehlern der Familie sind einige Umstände als bedeutsam hervorzuheben. Die physiologische Erziehung erfordert eine physiologisch einwandfreie Familie. Diese ist möglich, wenn physisch und psychisch vollwertige, im richtigen Lebensalter stehende Eltern eine entsprechende Anzahl von normalen Kindern besitzen und wenn die Familie unter Verhältnissen lebt, die für ihren weiteren Bestand Gewähr bieten. Jeder einzelne dieser Faktoren muß richtig entwickelt sein, um eine geordnete, familiäre Erziehung zu ermöglichen, und jeder Fehler muß im Erziehungsergebnis zum Ausdruck kommen. Je nach der Schwere des Fehlers und je nach der individuellen Widerstandsfähigkeit bilden sich vorübergehende oder bleibende Mängel, die als charakterologische, soziale oder nervöse Abweichungen in Erscheinung treten. Ein Bild, auf welche Weise und unter welchen Umständen dies geschieht, soll durch Betrachtung der normalen und abnormen Verhältnisse, die die einzelnen Glieder Familie, Mutter, Vater und Kinder betreffen, gewonnen werden.

Die Mutter

An erster Stelle wird mit Rücksicht auf ihre souveräne Bedeutung die Mutter gesetzt. Sie ist die Hauptträgerin der Erziehung, ist es vorerst physisch, und sie behält ihre Bedeutung für die ganze psychische Entwicklung des Menschen. Dementsprechend sollte man sich vorstellen, daß eine Mutter ganz besondere Eigenschaften braucht, daß sie eine wirklich seelisch einwandfreie Person sein muß, um ihrer Aufgabe gerecht zu werden. Die Natur hat die Schwierigkeiten richtig erkannt und hat die Mutter mit den feinsten Instinkten ausgestattet, die ihr darüber hinweghelfen. Versagen die Instinkte nicht, dann braucht die Mutter keine besondere Begabung, keine eigenen erzieherischen Talente, um ihre Kinder richtig zu erziehen; sie braucht nicht einmal besonders klug zu sein, kann sogar unter dem Mittelmaße stehen und wird noch immer keinen Schaden anrichten. Das beruht auf der Tatsache, daß wir immer noch eine Kastenerziehung haben und daß die Sitten und Gewohnheiten der Kaste bei der Frau den stärksten Widerhall finden und bei ihr ungemein fest verankert sind. Je einfacher sie organisiert ist, umso besser. Der natürliche Konservatismus der Frau ist auch bei der ganz einfachen und sogar intellektuell tiefstehenden erhalten und sie übernimmt deshalb, ohne sich viel auf Experimente einzulassen, das Althergebrachte und Längsterprobte, ohne eine Kritik auszuüben.

Es ist deshalb ganz erklärlich, daß sich unter dem Einflusse wenig intelligenter Mütter zwar die verborgenen Talente ihrer Kinder nicht besonders entfalten können, daß die Kinder nicht leicht über den Durchschnitt hinauskommen, daß aber doch wenigstens keine Gefahr für das Gegenteil besteht. Es ist sogar ganz sicher, daß wirklich besondere Begabungen durch die Erziehung einer unintelligenten Mutter nicht ungünstig beeinflußt werden und sich entsprechend entwickeln können, und daß anderseits fast niemals eine direkte Schädigung zu bemerken ist. Mißstände werden durch die wenig intelligenten Mütter erst dann hervorgerufen, wenn das Kind erzieherische Schwierigkeiten bietet. Sie steht dann vor einer verhältnismäßig zu schweren Aufgabe, für die auch höhere Intelligenz nicht ausreicht. Der Unterschied zwischen ihr und einer intelligenten Mutter liegt lediglich darin, daß sie sich schwerer ihrer diesbezüglichen Unfähigkeit bewußt wird.

Ohne der gewöhnlichen dummen Frau die erzieherischen Fähigkeiten abzusprechen, muß doch eine Frau mit krankhaftem Schwachsinn als ein sehr bedenklicher erzieherischer Faktor aufgefaßt werden. Nur ist dies verhältnismäßig selten. Die schwachsinnige Frau ist im allgemeinen kein Sexualobjekt, und wenn, dann bloß vorübergehend. Es kommen daher bei Schwachsinnigen wohl gelegentlich uneheliche Schwängerungen vor, hingegen äußerst selten Eheschließungen. Als uneheliche Mutter kommt die Schwachsinnige für ihre Kinder erzieherisch kaum in Frage, weil sie materiell viel zu abhängig ist, um einen eigenen Hausstand führen zu können. Die verehelichte

Schwachsinnige spielt aber innerhalb ihres Hauses eine derart untergeordnete Rolle, daß sie als erzieherischer Faktor vollkommen verschwindet.

Wesentlich bedenklicher als die Abweichungen auf dem intellektuellen Gebiete sind die nervösen Störungen. Die leichteren Formen der Nervosität, Neurasthenie und Hysterie treten gegenüber Geisteskrankheiten in den Vordergrund. Das hängt damit zusammen, daß die Geisteskranken doch in Anstaltspflege kommen, daher erzieherisch ausgeschaltet sind, während die leichten nervösen Formen innerhalb der Familie bleiben und ihren Einfluß nicht verlieren.

Auf die Folgen der erblichen Belastung soll an dieser Stelle nicht weiter eingegangen werden. Es soll bloß gezeigt werden, wie die Erziehung durch nervös nicht einwandfreie Mütter als solche ihre bedeutsamen Nachteile hat.

Das erforderliche ruhige Verhalten, eine stetige mühelose Aufmerksamkeit, ist an eine nervöse Gleichgewichtslage gebunden, die bei jedem, wie immer gearteten Reizungszustand aufgehoben wird. Die Kinderstube ist so reich an Spannungen und Aufregungen aller Art, daß eine nervöse Person sehr leicht durch sie irritiert werden kann. Die gewöhnliche Pflege des Säuglings stellt bereits Ansprüche, denen die nervöse Frau nicht gewachsen ist. Es sei an die ängstliche, übertriebene Mutter erinnert, die sich und dem Kinde keine Ruhe gönnt, sich selbst und das Kind irritiert. Sie schädigt damit auch rein körperlich sowohl sich wie das Kind. In ihrer Unsicherheit holt sie sich überall Rat, sie läßt sich von den verschiedensten Personen bezüglich Pflege und Ernährung belehren, sie fängt bald dies, bald jenes an. Sie wird die vorgeschriebenen Mahlzeiten nicht richtig einhalten, sie wird nicht imstande sein, die verschiedenen Säuglingsungezogenheiten abzustellen. Die nervöse Angst, die dieses Verhalten hervorruft, bleibt durch das weitere Kindesalter bestehen. Die Mutter fürchtet sich vor jeder Bewegung, vor jedem Schritt, den das Kind tut; sie verhindert lange Zeit das selbständige Handeln; das Kind bleibt ungeschickt, unselbständig und scheu.

Beim Schulkinde setzt sich dies fort. Das Temperament wird zurückgehalten, Spiele mit anderen Kindern werden verboten. Die Gesundheit wird ängstlich behütet, man fürchtet Infektionen, Verkühlungen. Je nach der Bildungsstufe wird das Kind wie unter einem Glassturz gehalten, mit Halstüchern, mit Gamaschen versehen und vor den Kameraden lächerlich gemacht. Die gymnastischen Übungen werden gefürchtet, die sportliche Betätigung wird unterbunden, und bleibt der Einfluß der Mutter weiter bestehen, dann verfolgt ihre Angst den Menschen durch das ganze Leben. Es gibt tatsächlich Leute, die deshalb nie auf einen Berg gekommen sind, nie eine Radpartie gemacht haben, nie schwimmen gelernt haben usw.

Diese besondere Behütung des Kindes wird in verschiedener Weise schlecht vertragen. Entweder fügt es sich den Anforderungen, bleibt verschüchtert, ängstlich, ungelenk und wird ein Weichling und Feigling. Oder es bäumt sich gegen die Mutter auf, weil die aufgezwungene Lebensführung den Anlagen zu sehr widerspricht. Das Zuviel an Mutterliebe in der Form von Ängstlichkeit erweckt mit der Zeit Abscheu und Ekel, der sich gegen den ursprünglichen Träger der Angst richtet. Diese Mütter beklagen sich dann über das gehässige und widerspenstige Verhalten ihrer Kinder: gerade diese seien der Gegenstand der zärtlichsten Liebe gewesen, wie viele Nächte hätte sie durchwacht, wie hätte sie sich bei Schritt und Tritt geängstigt und das sei der Dank dafür. Die Mutter hat keine Ahnung, daß sie selbst an allem Schuld ist.

Eine andere Form, in der die Überempfindlichkeit der Mutter auf die Beschwerden der Kinderstube reagiert, ist die Verwöhnung. Man läßt die Kinder, um sie bei guter Laune zu erhalten, tun was sie wollen, läßt sie in allen Ungezogenheiten gewähren. Die verstimmte, reizbare Frau sucht nach einer Lustquelle, die ihr das Kind so lange bietet, als es bei guter Laune ist. Damit wird das Kind zur Puppe der Mutter, zu einer Spielerei. Diese Verwöhnung macht aber auch das Kind nervös, macht es reizbar und erregt, vor allem gegen die Mutter, so daß sich der ursprüngliche Zweck in sein Gegenteil verkehrt. Die ersehnte Lustquelle ist plötzlich erschöpft, es entsteht eine Feindseligkeit zwischen Mutter und Kind, die das Kind sozial und nervös schädigt. Es wäre aber falsch, zu glauben, daß derart unvernünftige Mütter intellektuell minderwertig sein müssen; im Gegenteil, es sind sogar in der Regel geistig sehr hochstehende, allerdings überspannte Frauen, die diese Art von Unfug betreiben.

Die Nervosität der Mutter macht sich auch in der Verwahrlosung und Mißhandlung des Kindes geltend, was schon in der frühesten Kindheit einsetzen kann. Die nervöse Mutter bringt nicht die Geduld auf, den Säugling zu pflegen, sich mit den Kleinkindern zu befassen, ihre Spiele zu leiten, ihre Fragen zu beantworten. Sie gibt sich überhaupt wenig mit ihren Kindern ab, steckt sie, je nach ihrer Lebensstellung, frühzeitig in einen Kindergarten oder überläßt sie ohne besondere Wahl einem beliebigen Pflegepersonal, wenn sie nicht vorzieht, sich ihrer ganz zu entledigen. Die Kinder werden dadurch entfremdet, bekommen nie eine größere Anhänglichkeit an die Mutter; es ist nur besonders auffällig, daß gerade solche Mütter auf Anhänglichkeit und Zärtlichkeit einen größeren Anspruch machen. Sie empfinden die Scheu ihrer Kinder sehr unangenehm; in der daraus abzuleitenden Gehässigkeit liegt eine recht häufige Mißhandlungsursache. Dadurch wird das Verhältnis immer schlechter, der Riß zwischen Mutter und Kind immer größer, das soziale und nervöse Gleichgewicht des Kindes immer mehr gefährdet.

Die Mißhandlung durch die Mutter ist fast stets an eine nervöse Übererregbarkeit geknüpft. Es ist möglich, daß äußere Verhältnisse daran schuld sind (Not und Elend, familiäre Zerwürfnisse), wie es sich auch um rein nervöse Erkrankungen handeln kann. So verfährt die Hysterische, die nur zeitweise eine richtige Kritik über ihre Kinder hat, oder eine Geisteskranke, deren Urteilsfähigkeit überhaupt getrübt ist. Es gibt aber auch leichtere Formen der nervösen Erregung, die die Mutter zu Mißhandlungen gegen das Kind hinreißen.

Oft sind es ganz geringe Anlässe, die eine andauernde Gehässigkeit bei der Mutter auslösen. Es gibt Frauen, die einzelne ihrer Kinder zurücksetzen, weil sie sie nicht selbst gestillt haben oder weil sie in ihren physischen oder psychischen Eigenschaften die anderen Kinder nicht erreichen. Eine weitere Nachforschung ergibt oft ganz andere Gründe. Frauen, die in nicht glücklicher Ehe leben, lehnen einzelne ihrer Kinder ab, weil sie vermeintliche oder wirkliche Ähnlichkeiten mit dem Vater oder den Familienangehörigen des Vaters haben. Bei anderen Frauen werden durch das Kind peinliche Erinnerungen an die eigene Familie oder an sich selbst wachgerufen.

Noch unangenehmer als die aktiven Gehässigkeiten gegen die Kinder, macht sich die Verhetzung gegen den Vater geltend. Das geschieht um so stärker und ungerechter, je mehr die Frau von der Norm abweicht, und erreicht einen Höhepunkt bei Hysterischen und Geisteskranken. Die Kinder erfahren jeden Argwohn ihrer Mutter, werden in ihre Eifersuchtsideen hineingezogen, als Aufpasser für den Vater bestellt und in erfundene Beschuldigungen eingeweiht. So brachte eine geisteskranke Frau der eigenen Beobachtung ihre 13jährige Tochter so weit, daß auf Grund der Aussagen, der Vater in einen Schändungsprozeß verwickelt wurde. Die Frau hat es verstanden, ihr Kind in ihr eigenes Wahnsinnsgebilde so zu verstricken, daß es ganz daran glaubte und nur mit Mühe von der Unhaltbarkeit ihrer Mitteilungen zu überzeugen war. Derartig vollkommen verrückte Vorkommnisse sind aber noch leichter zu vermeiden als die Einflüsterungen Hysterischer, die mit wesentlich mehr tatsächlichem Material ausgestattet sind, der Wahrheit daher viel näher kommen und für die Kinder auch vollkommen überzeugend wirken.

Die hysterische, reizbare Frau hetzt nicht nur gegen ihre Familie, sondern auch gegen Schulen und Erziehungsanstalten. Sie steht immer dahinter, wenn ungerechte Klagen geführt werden, die sich gegen die Erzieher richten, sie verteidigt ihre Kinder auch gegen gerechtfertigte Anschuldigungen der Schule; sie ergreift eifrig Partei für ihre Kinder vor Gericht, sie weiß für jede Missetat eine Erklärung. Bei ihren älteren Kindern verhindert sie den Eintritt ins Erwerbsleben, ist mit jedem Lehrherrn unzufrieden, bestärkt die Kinder darin, sich ja nichts gefallen zu lassen, hält sie von der Arbeit ab. Diese Art von Müttern ist somit für die Entwicklung einer schweren Dissozialität sehr gefährlich; sie wirkt deshalb so verderblich, weil sie es dabei versteht, ihre Kinder an sich zu fesseln und weil sie mit ihrer Liebe die Ungezogenheiten des Kindes deckt und ihm einen sicheren Unterschlupf bietet.

Es ist gewiß kein Zufall, daß die obige Schilderung der hysterischen Mutter zumeist Frauen vorgerückteren Alters betrifft. Die vielen rein äußeren Umstände, die eine Frau im Laufe der Zeit nervös machen können, tragen vielleicht noch mehr Schuld als eine richtige nervöse Veranlagung. Aber an sich schon steht die ältere Mutter ihren Kindern unter viel ungünstigeren Umständen gegenüber. Wenn sie überhaupt spät Mutter geworden ist, wird die Sorge um das einzige Kind noch dadurch vergrößert, daß weitere Kinder nicht mehr zu erwarten sind. Dies wirkt im Sinne der Verwöhnung und zeitigt die entsprechenden Schäden.

Wie das zu hohe Alter für die Erziehung seine Nachteile hat, so ist es auch ungünstig, wenn eine zu junge Frau die Pflichten der mütterlichen Erziehung auf sich nimmt. Abgesehen von dem Leichtsinn einer jugendlichen, unehelichen Mutter hat die zu junge Frau auch sonst nicht die Eigenschaften, die sie für den Ernst ihrer Aufgabe tauglich machen. Die Reife des Urteiles ist noch nicht erreicht, die Gewissenhaftigkeit noch nicht auf dem Punkte, wie sie zur Pflege und Erziehung notwendig ist. Das Kind bleibt vielfach die Puppe, ein Gegenstand des Stolzes und der Unterhaltung, und das um so mehr, je besser die materiellen Verhältnisse sind. Gerade unter diesen Umständen ist eine Erscheinung verhältnismäßig häufig zu beobachten: Intelligente junge Mütter sind sehr oft bestrebt, die modernsten Richtungen der Pädagogik bei ihren Kindern anzuwenden. Sie schöpfen ihr Wissen aus der Lektüre, folgen fremden, konfusen Ansichten, bilden sich eigene ähnlicher Art. Sie wollen etwas besonderes aus ihren Kindern machen, sie übertreiben die Anforderung an die geistige Entwicklung, überschätzen jede seelische Regung, entziehen das Kind frühzeitig dem kindlichen Traume, versetzen sich mit ihnen in eine Kameradschaft bereits zu einer Zeit, wo Verständnis und Reife noch gänzlich fehlen müssen. Der Erfolg dieser Erziehung ist ein altkluges, unbescheidenes, anmaßendes Wesen, das die Liebe zum kindlichen Spiel verloren hat, keinen Anschluß an die Kameraden findet, ein unsympathischer, nervöser Typus, der seine lästigen Angewohnheiten ins spätere Leben mitführt.

Auch der Altersunterschied gegenüber dem Gatten hat für die Erziehung eine gewisse Bedeutung. Ist die Differenz nach unten zu groß, die Frau zu jung, dann führt dies zu ganz äußeren Schwächen der Ehe, die sich in der Kindererziehung widerspiegeln müssen und ebenso verhält es sich, wenn die Mutter für den Vater zu alt ist. In dem einen Falle hat man eine mangelhafte Befriedigung des Glücksgefühles der Frau, die ewig ihrer verlorenen Jugend nachweint, im anderen Falle ist die Furcht vor dem Altwerden ausschlaggebend. Es bildet sich in beiden Extremen eine Nervosität, die sich in ihren Folgen auf das Kind in einer der beschriebenen Arten äußert.

Bisher wurden bloß die negativen Eigenschaften des mütterlichen Einflusses untersucht. Die große Bedeutung der Mutter kommt aber vielleicht am stärksten zum Ausdruck, wenn man sich den Ausfall der Mutter als erzieherischen Faktor vor Augen hält. Bei den wildlebenden Säugetieren wird im allgemeinen durch den Tod der Mutter auch der jugendliche Nachwuchs zugrunde gerichtet. Bei den Zuchttieren und bei Menschen auf höherer Kulturstufe ist es bekanntlich nicht der Fall; die körperliche Aufzucht des Kindes ohne Mutter gelingt verhältnismäßig leicht. Wartung und Pflege sind nicht an Instinkte gebunden, sie werden von beliebigen Personen übernommen.

Für die psychische Entwicklung des Säuglings ist der Verlust der Mutter von wesentlich größerer Bedeutung. Dem Säugling müssen Sinneseindrücke in einem ziemlich großen Ausmaße zukommen. Man muß sich mit ihm ganz ernstlich beschäftigen, und zwar ist eine Beschäftigung notwendig, die sich nicht in kleinen Gaben verabreichen läßt. Man betrachte nur eine Mutter, wie sie sich mit ihrem Säugling beschäftigt, wie sie ihm ununterbrochen Gegenstände zeigt, mit ihm spricht, wenn auch das eigentliche Sprachverständnis noch weit entfernt ist. Dieser Überfluß an dargebotenem geistigen Material kann nicht verloren gehen. Aber nur eine Mutter ist für diese anscheinend zwecklose Bemühung zu haben.

Gelegentlich kann auch eine Pflegemutter, die ihre Pflicht nicht allzu geschäftsmäßig betreibt, zu ihrem Pflegling in ein näheres Verhältnis treten und mit der Wartung entwickelt sich auch ein psychischer Kontakt. Der Säugling seinerseits hat, wie jedes junge Wesen, genügend sympathische Züge, um der Pflegemutter angenehm zu sein; er wird nicht zu kurz kommen, wenn er es nur halbwegs gut trifft und gesund bleibt. Das günstige Verhältnis zwischen Pflegemutter und Pflegekind kann sich auch bis in das spätere Kindesalter halten. Daß der Ersatz unvollkommen ist, kommt erst nach Jahren heraus.

Zweifellos werden bei der Pflegemutter mütterliche Gefühle wachgerufen, vielleicht um so stärker, je besser sie ihre Pflicht erfüllt. Es wird daher ein Mechanismus in Bewegung gesetzt, den die Natur nur für die Erhaltung der eigenen Art geschaffen hat. Die Pflegemutter wird in unangenehmer Weise mit dieser Tatsache bekannt. Sie steht beim heranwachsenden Kinde einem Wesen gegenüber, das nichts von ihrer Art hat und nichts von der Art eines geliebten Mannes. Sie sieht fremde Züge, die sie nicht begreift, wenn sie naiv ist und die sie gefühlsmäßig auch ablehnt, wenn sie verstandesmäßig sie betrachtet.

In die unangenehmste Lage kommen Frauen, die sich fremder Kinder annehmen, um sie an Kindes Statt aufzuziehen. Die wahre Triebfeder liegt bei ihnen in dem unbewußten Bestreben, ihre mütterlichen Instinkte zu befriedigen. Unter der Einwirkung dieser ursprünglich egoistischen Einstellung werden sie ausgezeichnete Pflegerinnen. Sie nehmen sich ihrer Aufgabe mit dem größten Eifer an, meiden keine Kosten, bringen die größten persönlichen Opfer. Und je mehr geschehen ist, um so bitterer die Enttäuschung. Und doch liegt hier etwas ganz Subjektives vor; sie hat Ersatz für ein eigenes Kind gesucht und nicht gefunden. Der Ersatz durch ein fremdes Wesen bleibt eine Unnatürlichkeit, über die man nicht hinwegkommt.

Sehr typisch sind die Folgen dieses unnatürlichen Beisammenseins. Zuerst die innere Ablehnung, dann die Zurücksetzung und schließlich die Trennung. Übertragen in behagliche, bürgerliche Verhältnisse wandert das Pflegekind aus den Gemächern der Herrschaft zu den Hausgehilfen und wird schließlich ganz entfernt. Da diese Verschiebungen eine geraume Zeit in Anspruch nehmen und für das Kind stets irritierend wirken, ergibt sich daraus eine Gelegenheit für schwere psychische Schädigungen, die fast nicht mehr gut zu machen sind. Daß wirklich falsche Gefühle bei der Übernahme von Adoptivkindern im Vordergrunde stehen, läßt sich aus der Tatsache beweisen, daß fast stets Mädchen und nur sehr selten Knaben verlangt werden. Die Sorge für die Zukunft des fremden weiblichen Wesens scheint also wesentlich geringer zu sein wie für die der eigenen Tochter. Es wird doch in allen bürgerlichen Familien eine Mehrzahl von Söhnen bevorzugt.

Da der Ersatz der Mutter auch unter den frühergenannten Umständen ein höchst mangelhafter ist, haben alle mutterlosen Waisen einen Ausfall zu beklagen, der scheinbar für die ganze Charakterbildung von Bedeutung ist. Es sind nicht so sehr die rein erzieherischen Momente dafür maßgebend, als eine Störung im Aufbau der Persönlichkeit, der scheinbar an die mütterliche Liebe gebunden ist. Diese Dinge machen sich zu Zeiten geltend, wo eine seelische Not eintritt. Die Unannehmlichkeiten des Alltags, des Schullebens, der väterlichen Strenge und ganz besonders die Unlustgefühle der Pubertätsjahre brauchen eine Paralysierung durch den mütterlichen Einfluß, der tatsächlich durch nichts zu ersetzen ist. Gleichgewichtsstörungen von mutterlosen Waisen können aus diesen Gründen häufig mit dem genannten Ausfall in Beziehung gebracht werden.

Eigentümlicherweise ist für die Gleichgewichtsstörungen der Mangel einer mütterlichen Erziehung noch von geringerer Bedeutung, wenn er durch den Tod der Mutter verursacht wurde.

Das Andenken an die tote Mutter wird gepflegt, Friedhofsbesuche, Photographien, Erzählungen der Verwandten halten die Erinnerungen an sie aufrecht; sie schwebt den Kindern als ideale Figur vor und sie können sich mit diesem Rest einer mütterlichen Liebesquelle befriedigen. Dies alles fehlt, wenn die lebende Mutter nicht bei ihren Kindern ist und besonders unangenehm macht es sich geltend, wenn das Kind seine Mutter nicht kennengelernt hat. Dann entwickelt sich eine nicht zu stillende Sehnsucht, ein ewig quälender Wunsch, die Mutter zu finden, und, im Gefolge dieser, gar nicht selten neurotische Störungen und schwere Formen der Dissozialität.

Seelische Störungen werden aber auch dann hervorgerufen, wenn die Kinder von der Mutter, mit der sie einmal gelebt haben, getrennt werden. Ist die Mutter ein ethisch höherstehender Mensch, dann beklagen die Kinder den Verlust einer wertvollen, für sie nicht ersetzbaren Persönlichkeit, und ist sie es nicht, dann steht an ihrer Stelle eine Frau, die den Kindern Abscheu einflößt und sie dadurch mit ihrem angeborenen Streben nach mütterlicher Liebe in einen inneren Konflikt bringt. Denn dort, wo man aus angeborener Zuneigung zu lieben gezwungen ist, werden die negativen Gefühle des Hasses und der Verachtung schlecht vertragen und führen zu dem Komplex neurotischer Symptome, den man Elternkonflikt nennt.

Abgesehen von der Pflegemutter, wird der Ersatz der natürlichen Erziehung durch die Stiefmutter und gelegentlich noch durch andere weibliche Verwandte gestellt. Die Stiefmutter des Märchens hat von ihrem Schrecken im allgemeinen nichts eingebüßt. Die Stellung einer Frau als Stiefmutter ist eine derart schwierige, daß sie das feinste psychologische Verständnis und die edelsten Gefühle voraussetzt, um allen Möglichkeiten gewachsen zu sein. Die Überwindung der natürlichen Abwehr gegen das artfremde Kind kann durch eine besondere Liebe zum Vater des Kindes besiegt werden. Wenn die Kinder nervös und charakterologisch gut geartet sind, kommt es noch leichter zu einer befriedigenden Lösung der schweren Aufgabe. Aber schon kleine Abweichungen von der Norm machen unüberwindliche Schwierigkeiten, weil die Frau zu deutlich die fremdartigen Charakterzüge sieht und sich mit ihnen im Zwange des Beisammenseins nicht abfinden kann. Die Stiefmutter hat auch in der Ausübung ihrer erzieherischen Pflichten stets gebundene Hände. Sie ist vielfach genötigt, zu große Nachsicht walten zu lassen, um sich ihre Stellung als Stiefmutter vor den Leuten zu erleichtern. Verwöhnungen mit ihren unangenehmen Folgen bleiben dann ebensowenig aus wie sonst. Bei der Erziehung der Knaben kann sich auch der Einfluß der Sexualität geltend machen. Das ist um so bedenklicher, als sexuelle Regungen in der Regel nicht als solche erkannt werden. Zieht sich schließlich die Stiefmutter vor dem heranwachsenden Knaben zurück, dann wirkt sie dadurch beleidigend und ruft die schwerste Auflehnung und Abneigung gegen sich hervor. Neurose, Dissozialität und Kriminalität auf dieser Grundlage sind durchaus keine Seltenheiten. Außer diesen sehr störenden Umständen machen sich die sehr gewöhnlichen Zurücksetzungen gegenüber den eigenen Kindern der Stiefmutter sowie sonstige lieblose Handlungen in einer natürlichen Weise geltend.

An Stelle der verstorbenen Mutter sieht man noch weibliche Verwandte, Großmütter, Tanten, mit der Erziehung der Kinder befaßt. Die Großmuttererziehung gehört wohl zu den ungünstigsten Erziehungsformen, weil sie ja ganz unter dem Einfluß der Verwöhnung und der Verweichlichung steht. Dazu trägt nicht nur das Alter bei (Generationssprung), sondern das Mitleid und die Trauer, besonders, wenn es sich um die Kinder der eigenen Tochter handelt. Durch die Erziehung bei der Tante sind vielleicht die unangenehmen Umstände am meisten abgeschwächt.

Der Vater

Der Vater hat seine wesentlichste Bedeutung als Oberhaupt der Familie. Als solches vertritt er die Familie nach außen, er ist maßgebend für ihren gesellschaftlichen Rang. Eine seiner wichtigsten Funktionen in der Erziehung besteht in einer Ergänzung der mütterlichen Leistung, die vor allem dahin strebt, die zukünftige soziale Stellung des Kindes vorzubereiten. Nur er weiß in der Regel, was das Kind im Kampf ums Dasein brauchen wird, wie es ausgerüstet sein muß, um im Leben zu bestehen. Diese Funktion macht die schärfere Tonart in der Erziehung notwendig. Indem sie das natürliche Gleichgewicht gegen die Verweichlichung durch die Mutter herstellt, verfolgt sie noch einen zweiten, ebenso wichtigen Zweck.

Alle Eigenschaften des Vaters wirken bestimmend auf seine Stellung in der Familie und in der Gesellschaft. Das gilt besonders von seinen intellektuellen Eigenschaften. Der geistig hochstehende Vater hat seinen äußeren Rang und ist auch Herr in seinem Hause. Die intellektuelle Minderwertigkeit macht den Mann zum wertlosen Mitglied der Gesellschaft, zu einer kläglichen Figur in der Familie. Damit ist er als erzieherischer Faktor nicht nur ausgeschaltet, sondern auch schädlich. Die einfältige, nicht gerade schwachsinnige Mutter kann sich als Erzieherin ihrer Kinder bewähren, ein auf derselben Stufe stehender Mann ist bereits eine Gefahr für die Familie. Denn seine Schwäche zwingt die Frau, das Haus zu dirigieren, die Schicksale der Familie zu bestimmen. Damit kommt sie in den Bereich des Mannes, wo sie in der Regel versagen muß, da ihr Gesichtskreis, von Ausnahmsfällen abgesehen, im Häuslichen begrenzt ist. Es kann aber sogar ein Intelligenzunterschied, manchmal auch ein Bildungsunterschied zu ungunsten des Mannes sich dahin geltend machen, daß sich die Frau der Familienpolitik bemächtigt, daß sie das ganze Erziehungsgeschäft in die Hand nimmt und für die Zukunft der Kinder verhängnisvolle Schritte unternimmt. Aktivere, nervöse und hysterische Naturen, denen der Gatte um des Friedens willen leicht nachgibt, sind nach dieser Richtung hin besonders gefährlich.

Anderseits muß unumwunden zugegeben werden, daß der p e d a n t i s c h e Vater, besonders wenn er nach außen nicht genügend beschäftigt ist, sich zu viel um das Häusliche bekümmert, in der Kinderstube zu viel mitspricht, anderseits aber nicht die Geduld hat, ein wirklicher Kamerad für die Kinder zu sein, ein sehr übler Genosse ist. Sein unausgesetztes Erziehen, seine Kritik, sein unverbesserliches Mißverstehen der kindlichen Psyche wirken nicht nur lästig, sondern auch störend. Gewöhnlich tritt er auch verhältnismäßig zu früh mit seinem väterlichen Ernst hervor. Er zerstört damit vieles von dem, was die Mutter geleistet hat und er unterbindet noch mehr. Damit entstehen Ausfälle bezüglich der mütterlichen Einwirkung, die durchaus nicht notwendig sind.

Noch mehr schädigend als diese mehr öden, als bösen Naturen wirken andere Väter, die gleichfalls zu den Neurasthenikern zu zählen sind. Der ä n g s t l i c h e Vater, der mit seinen Vorstellungen die diesbezüglichen Regungen der Mutter unterstützt, statt sie einzudämmen, ist eine dem Kinderarzt wohlbekannte unangenehme Erscheinung. Die Folgen für die Art seiner Erziehung sind ähnlich den im früheren Abschnitt besprochenen. Sehr bedenklich ist auch der Neurastheniker, dessen Verstimmungen in Z o r n- und W u t a u s f ä l l e n zum Ausdruck kommen. Er vertritt in der Kinderstube nicht den Grundsatz der Gerechtigkeit, er wirkt durch seine Strenge nicht ausgleichend, sondern zerstörend. Die Angst vor dem Vater, die auf solche Umstände zurückzuführen ist, wirkt sehr schädigend auf das Nervensystem und legt nicht selten den Grundstein zur Neurose. Die neurotische Verstimmung des Pubertätsalters und die kritische Auflehnung gegen den Vater sind in der Regel auf seine nervösen Eigenschaften zurückzuführen.

Ist der nervöse Zustand des Vaters ein ständiger, dann weichen die Kinder aus, werden mißtrauisch, heimtückisch. Anderseits ist nicht zu vergessen, daß ein solcher Mann die Nerven seiner Frau in der unangenehmsten Weise beeinflußt, woraus sich die früher geschilderten Folgen ableiten lassen. Dabei entwickelt sich noch sehr häufig der Nachteil, daß erzieherisch wichtige Vorkommnisse dem Vater verheimlicht werden müssen, wodurch die väterliche Erziehung gerade in bedeutsamen Augenblicken ausgeschaltet wird.

Der gelegentliche schwere Affekt des Vaters hat erzieherisch nur den Nachteil, daß der Vater nach einem Krach Reue empfindet und bewegt wird, ins Gegenteil umzuschlagen und die vorgenommenen Strafen zu paralysieren. Auf diese Art wird er in seinem Richteramt unmöglich. Diese Affekte treten besonders beim Säufer in den Vordergrund. Trotzdem ist der trunksüchtige Vater bei seinen Kindern nicht unbeliebt. Im Gegenteil; denn er ist außerhalb seiner Räusche mit den Kindern sehr liebenswürdig, beschäftigt sich viel mit ihnen, erweist ihnen alle möglichen Liebenswürdigkeiten, führt sie ins Wirtshaus und dergleichen. Für den Fall, daß der Vater betrunken ist, weichen ihm die Kinder rechtzeitig aus, wirken eventuell auch belehrend auf den Vater ein. Was dies für eine Erziehung ist, liegt auf der Hand.

Bei langandauernden Erkrankungen des Vaters macht sich seine Nervosität und seine häufige Anwesenheit im Hause unangenehm bemerkbar. Ein dauerndes Siechtum des Vaters bringt eine Passivität in die Erziehung, die durch die Länge der Zeit verderblich wirken kann. Ihre unangenehmen Folgen, insbesondere eine gröbere Dissozialität heranwachsender Kinder deuten schon bei Lebzeiten des Vaters auf den Ausfall der väterlichen Erziehung hin.

Sowohl für die erzieherischen Funktionen wie auch für die Stellung des Vaters in der Gesellschaft hat sein Lebensalter eine bestimmende Bedeutung. Der zu junge Vater steht vollkommen im Kampf um seine Existenz und solange diese nicht gefestigt ist, kann er auch die zukünftige Stellung seiner Familie in der Gesellschaft nicht ermessen. Damit fällt die eine seiner wichtigen erzieherischen Funktionen weg. Er ist aber auch charakterologisch nicht genügend gefestigt, vielfach nicht imstande, der Herr seines Hauses zu sein, mit seinen Interessen außerhalb der Familie verankert. Die letzte Gefahr wird durch ein Mißverhältnis des Alters sehr leicht heraufbeschworen (Gleichaltrigkeit, ältere Frau). Ist umgekehrt die Frau um vieles jünger, dann hat man den eifersüchtigen, mißgünstigen, älteren Gatten oder auch das wirkliche Opfer des Ehebruches mit all den häßlichen Szenen vor sich, die immer auf die Erziehung der Kinder abfärben. Außerdem hat der alte Vater noch die früher erwähnten Fehler des Hauspedanten, des Haustyrannen, des Mannes, der außerhalb der Familie nicht genügend beschäftigt ist.

Gegenüber den Kindern, besonders gegenüber den Söhnen ist der Vater eigentlich immer zu alt. Auch der jüngste Vater kommt seinen Kindern nicht nach, sieht im Sohn seinen natürlichen Konkurrenten, macht in seiner Familie den Kampf der früheren Generation gegen die spätere mit. Im Pubertätsalter der Kinder hat daher der Vater immer die unangenehmsten Auseinandersetzungen. Das wird um so schlimmer, je mehr er sich um das innere Getriebe der Familie kümmert, je mehr er erzieherisch wirken will und je mehr er sich von seiner natürlichsten Funktion, seinen Kindern die Stellung nach außen zu sichern, entfernt. In dieser familiären Spannung, die sich auch unter normalen Verhältnissen leicht entwickeln kann, hat man keine besondere Auffälligkeit, kein Sinken der allgemeinen Moral oder ähnliches zu erblicken. Diese Schwierigkeiten sind so alt wie die Familie selbst, haben zu allen Zeiten und in allen Schichten der Gesellschaft sich entwickelt. Sie gehören wohl zu den Umständen, die eine natürliche Abspaltung des Individuums von der Familie vorbereiten.

Während die Unannehmlichkeiten innerhalb der Familie im allgemeinen in kleinen Zerwürfnissen und Streitigkeiten zur Zeit der Flegeljahre verlaufen, kommt es unter abnormen Zuständen zu einer viel ärgeren Auflehnung der Kinder, zu schwerer Gehässigkeit, die wieder einen Teil des Familienkonflikts ausmachen. Alle nervösen und charakterologischen Fehler des Vaters werden dafür bedeutsam und natürlich auch die Fehler des Kindes. Aber eine Eigentümlichkeit hat jeder Vater, und das ist, daß er so gut wie nie die Fehler seiner Kinder vergessen kann. Ein Kriminalfall kann insbesondere den charakterologisch einwandfreien Vater derart verbittern, daß er nie darüber hinwegkommt. Gerade das ist die ständige Triebfeder, die den Sohn weiter ins Verderben treibt. Es wird keine Gelegenheit versäumt, dem Sohne die Missetat vorzuhalten, ihn mit Vorwürfen zu überhäufen, auch wenn die Sache schon längst abgetan sein könnte. Eine Überlegung, warum dies so regelmäßig der Fall ist, führt zu der ursprünglichen Bestimmung des Vaters zurück. Er sieht sich im Gelingen seines Werkes bedroht, die äußere Stellung der Familie ist gefährdet, die zukünftige Existenz des Kindes unsicher. Die Erregung des Vaters wird damit sehr leicht begreiflich. Aber anderseits drückt sie dem Sohne die schärfste Waffe in die Hand, weil er wirklich imstande ist, das Werk des Vaters zu zerstören.

Das familiäre Leben, in dem der Vater seine wichtige Stelle hat, ist daran gebunden, daß der Vater wirklich da ist, daß er seine Rolle ausüben kann und daß ein harmonisches Verhältnis zwischen ihm und seiner Frau besteht. Wird die Familie durch den Wegfall der Mutter aufgelöst (Scheidung, Tod, Insuffizienz der Mutter), dann steht der Mann in der Familie ohne seine wichtigste Stütze. Einen Ersatz für die Mutter kann er nicht geben. Beruflich ist er nach außen abgezogen und wenn er es nicht ist, stiftet er auch nur Übel. Die physiologische Herbe seiner Qualitäten kommt entweder nicht zum Ausdruck, was gewisse Schäden mit sich bringt, oder sie tritt zu sehr in die Erscheinung und wirkt mangels eines Gegengewichtes zu heftig und daher abstoßend.

Der Ausfall der väterlichen Erziehung ist beim außerehelichen Kind gegeben, ferner durch die Abwesenheit des Vaters und durch den Tod. Von allen diesen Fällen hat der Tod noch die kleinsten schädlichsten Folgen für die innere Entwicklung des Kindes. Diese werden dadurch hervorgerufen, daß die Kinder der Witwe in einer besonders verweichlichten Atmosphäre aufwachsen, daß die Witwe durch den Schicksalsschlag nervös geschwächt ist und daß die Paralysierung des mütterlichen Einflusses durch den Vater wegfällt. Viel stärker treten die äußeren Momente in den Vordergrund. Die Familie ist nach außen nicht entsprechend verankert, ihre Zukunft ist unsicher geworden. Die Dissozialität der Jugendlichen, die man bei Vaterwaisen verhältnismäßig häufig findet, ist zum großen Teil auf die Unsicherheit der Berufseinführung zu beziehen und allerdings auch auf das Fehlen einer männlichen Autorität. Übergriffe nervös veranlagter und verdorbener Kinder sind aus diesem Grunde unter den genannten Umständen bedenklicher und häufiger als sonst.

Viel schwerer auf das Innenleben und daher auch auf die soziale und nervöse Entwicklung wirkt der Wegfall der väterlichen Erziehung bei Trennung oder Scheidung der Ehe. Diese Zustände zeigen sich besonders stark im Symptomenkomplex des Elternkonflikts, wobei es sich notabene nicht nur um den Konflikt der Eltern untereinander handelt, sondern um das innere Zerwürfnis, in das die Kinder zu ihren Eltern geraten. Das gleiche gilt von den Beziehungen zum unehelichen Vater.

Die Kinder

Die biologische Bedeutung des Aufenthaltes der Kinder im Elternhause liegt darin, daß das für ein selbständiges Dasein noch unfähige Individuum solange aufgezogen wird, bis es die Fähigkeit hat, sich selbst innerhalb der Gesellschaft fortzubringen und bis es in die Lage versetzt wird, zur eigenen Familiengründung zu schreiten. Die Erziehung verfolgt damit soziale Zwecke und sie sorgt auch dafür, daß die entsprechenden Vorkehrungen getroffen werden, um die physiologische Entwicklung des Körpers im allgemeinen und der Sexualität im besonderen in die richtigen Wege zu leiten.

Das gesellschaftliche Problem wird in der Familie um so besser gelöst, je mehr Familienmitglieder vorhanden sind und je näher die Familienmitglieder zueinander in ihren Bestrebungen und Bedürfnissen stehen. Eine richtige soziale Erziehung kann daher bloß in einer vielköpfigen Familie stattfinden; sie bleibt aus, wenn die Anzahl der Familienangehörigen zu gering ist und fehlt am meisten, wenn nur ein Kind da ist. Das einzige Kind ist eine in der Pathologie bekannte Erscheinung. Durch seine

Nervosität, durch seine Schrullenhaftigkeit fällt es vor seinen Kameraden auf, ein persönlicher Schaden, der nur ein Ausfluß davon ist, daß es unter unnatürlichen Verhältnissen aufwachsen muß. Die Hauptschädigung ist durch eine Überfütterung an Mutterliebe zu erklären, da sich ja das ganze mütterliche Gefühlsleben uneingeschränkt über ein Kind ergießt, während es sonst zu einer Verteilung kommen muß. Dasselbe gilt allerdings auch, wenn die unausgesetzten Erziehungsbestrebungen sich auf ein Kind entladen. Ein großer Altersunterschied zwischen Kindern führt allerdings auch oft dazu, daß sich in einer Familie mehrere Kinder wie ein einziges entwickeln. Auch die Mischung der Geschlechter ist von einiger Bedeutung. Der einzige Knabe unter vielen Mädchen wird zum Beispiel ganz unzweckmäßig verwöhnt oder übertrieben erzogen. Maßloser Egoismus und Eitelkeit sind die entsprechenden Ergebnisse. Eine besondere Stellung in der Familie nimmt das älteste und das jüngste Kind ein. Ja, man kann auch die Stellung des zweiten Kindes als eine bedenkliche betrachten. Das erste Kind ist durch längere Zeit ein einziges, dann wird es eifersüchtig auf das zweite. Das zweite Kind kann von vornherein mit dem älteren, kräftigeren, erfahreneren Kind im Wettbewerb zurückbleiben; hingegen können beim letzten Kinde die Verwöhnungseffekte an Bedeutung gewinnen. Wirkliche Fehler, die sich aus diesen Konstellationen allein ergeben, sind aber kaum anzunehmen. Es gehört schon eine verhältnismäßig stark degenerierte Anlage dazu, um auf derartige Feinheiten zu reagieren.

Der gewöhnliche Hader der Kinderstube ist eine der gesündesten Erscheinungen und ist auch kaum bei halbwegs normalen Kindern, denen es leidlich gut geht, abzustellen. Tritt an Stelle des Haders, der Eifersüchteleien eine zu innige Liebe, dann handelt es sich in der Regel um eine störende Abweichung im Familienleben. Das ergibt sich bei Verwaisung und bei ehelichen Zwistigkeiten. Solche Kinder schließen sich sehr eng aneinander an, der Austausch der Gefühle wird ein innigerer, vielfach übertriebener. Abgesehen von dem anziehenden Bild von „Hänsel und Gretel" ergeben sich aus diesen eigentümlichen Verhältnissen der Kinder eine Reihe von Schäden, die sich wie Verwöhnungsschäden auffassen lassen. Es sind in erster Linie die Schwestern, die insofern ungünstig auf ihre Brüder einwirken, daß sie sie mit einem Übermaß von Liebe überschütten, sie in allem Unrecht verteidigen, ihre schlechten Streiche in Schutz nehmen. Sie geraten aus diesem Verhältnis nie heraus, sie lassen sich auch im späteren Alter von ihren Brüdern auf das Schamloseste ausnützen, ohne einen Dank dafür zu ernten. Sie werden selbst die Opfer ihrer früh entfachten Mütterlichkeit, wie sie anderseits durch ihre unvernünftige, mütterliche Liebe ihre Brüder verdorben haben.

Wie die Not der Verwaisung die Kinder zusammenführt, so auch jede andere. Für das Kindesalter kommt am stärksten die Mißhandlung in Betracht. Mißhandelte Kinder lassen sich fast nie voneinander trennen, ohne schwere Störungen ihres psychischen Gleichgewichtes zu erleiden.

Weniger auffallend nach außen, aber um so mehr im Sinne eines psychischen Trauma wirkt der eheliche Zwist. Die unerquickliche Lage der Kinder wird dadurch hervorgerufen, daß sie (in der Mehrzahl der Fälle von Zwistigkeiten handelt es sich um Ehebruch) einen Elternteil in einer Verfassung sehen, die sie moralisch ablehnen. Sie geraten dadurch in einen inneren Konflikt, der sich folgendermaßen erklären läßt: Ein Elternteil tritt als Beleidiger des andern auf. Das Kind wird in seinem Gefühl für den beleidigten Elternteil verletzt. Jetzt entsteht die unangenehme Lage, daß die ebenfalls natürlichen Gefühle für den Beleidiger unterbunden werden. Das Kind soll jetzt hassen und haßt auch wirklich. Zu diesem Zweck muß es die bestehenden, primitiven Liebesgefühle für diese Person unterdrücken. Daß sie nur unterdrückt, nicht aber vernichtet sind, wird dadurch bewiesen, daß diese Kinder keine Gelegenheit versäumen, um sie, ohne es zu wollen, an die Oberfläche gelangen zu lassen. Das zeigt sich in Kleinigkeiten, wie Handküssen, Geburtstagsgratulationen, Liebenswürdigkeiten, die bei dem gespannten Verhältnis gar nicht nötig wären. Besonders charakteristisch scheint die Zuneigung zu den Verwandten des Beleidigers zu sein. Das könnte man sich dadurch erklären, daß das Kind in diesen Verwandten die Vertreter des sexuell stärkeren Elternteiles sieht und entsprechend einsetzt, anderseits ließe es sich auch damit begründen, daß eben diese Verwandten als Stellvertreter in Frage kommen. Man kann das ganz sonderbare Bild beobachten, daß sich die Kinder äußerlich dem beleidigten Elternteil anschließen und öffentlich für ihn Partei ergreifen, während ihre stärkere Sympathie auf der anderen Seite liegt.

Für das Zustandekommen der Dissozialität oder der Neurose der Kinder ist es natürlich gleichgültig, ob der Ehezwist in Scheidung oder Trennung ausgeht oder ob der Unfriede im Rahmen der Familie erhalten bleibt. Fürsorgerische Maßnahmen sind bloß im ersten Falle möglich, weil ein Eingriff in das bestehende Familienleben ja nicht gestattet ist. Die frühere Gepflogenheit der Gerichte, einen rein rechtlichen Standpunkt einzunehmen und die Kinder dem Elternteil zuzusprechen, der an dem Zusammenbruch der Ehe weniger Schuld trägt, hat sich als nicht zuträglich erwiesen. So kann es vorkommen, daß dem alternden Vater, dem es gelungen ist, eine jüngere Frau heimzuführen, sicher das Recht zufällt; er ist der Beleidigte, der in seiner Ehre gekränkte Teil. Und trotzdem ist dieser eifersüchtige, auf seine Rechte pochende Vater der denkbar ungünstigste Erzieher. Er kann sich weder in Güte, noch durch Strenge die Gunst seiner Kinder erwerben, er verwirkt durch sein Vorgehen ursprüngliche Sympathien, erzeugt einen Haß und eine Abwehr, zu der sich Ekel und Verachtung gesellen. Dies kann gelegentlich auch bei jüngeren Vätern zutreffen. Diese Ehen wurden hauptsächlich aus materiellen Gründen geschlossen. Der wirtschaftlich abhängige Mann, den seine Frau von sich stößt, bleibt für die Kinder eine lächerliche Person. Er ist auch nie in seiner natürlichen Stellung als Erhalter der Familie aufgetreten, er wird von seinen Kindern deshalb nicht ernst genommen. Auch hier kann das Recht auf seiner Seite liegen. Die Frau verstößt ihn, will sich seiner entledigen, trachtet, eine neue Ehe einzugehen. Und trotzdem wird man einen solchen Vater für ungeeignet erklären müssen.

Nach den bestehenden Gesetzen, beziehungsweise Gesetzesnovellen werden die Kinder dem Elternteil zugesprochen, bei dem die größere Gewähr für eine günstige Entwicklung liegt. Da gewöhnlich die Mutter die Hauptträgerin der Erziehung ist, erklärt es sich, daß man die Kinder wenigstens bis zu einem gewissen Alter der Mutter überläßt. Das ist sicher günstig, solange die Mutter eine einwandfreie Person ist. Die nervöse, hysterische, geschiedene Frau ist aber das größte Übel, das man einem Kinde antun kann, gleichgültig, ob die Trennung der Ehe ihr Verschulden war oder nicht. Ihr gegenüber wäre noch immer die Frau vorzuziehen, die aus einer schlechten Ehe flüchtend, in Verirrungen gerät. Es wäre dabei nur zu beachten, daß die schlechte Ehe und die daraus entspringenden Fehltritte die Grundlage zu einer nervösen Zerrüttung abgeben können. Daraus ließe sich abermals ein Grund ableiten, um die Mutter als ungünstigen erzieherischen Faktor abzulehnen. Diese wenigen Beispiele mögen zeigen, welche Schwierigkeiten diese Materie bietet und man kann nur staunen, wie lange es gedauert hat, bis es die Gerichte eingesehen haben, daß sie ohne sachverständige Unterstützung hier nichts ausrichten können.

Der Kampf um die Kinder, den geschiedene Leute miteinander führen, ist gewöhnlich sehr hartnäckig. Er endet in der Regel mit Kompromissen, die keinen Teil befriedigen und die nur selten so sind, daß das Interesse der Kinder dabei wirklich gewahrt wird. Man denke nur an die höchst peinlichen Zusammenkünfte der Kinder mit dem Elternteil, dem sie nicht zugesprochen sind. Es sind immer tiefgreifende Erregungszustände, die eine ständige Gefahr für das seelische Gleichgewicht bilden. Und doch sind die Eltern auf diese qualvollen Begegnungen erpicht und lassen sich nicht von ihnen zurückhalten.

Es besteht immer die durch die Tatsache begründete Angst, daß das Kind verhetzt wird, daß die Erziehung in Bahnen gerät, mit denen man nicht einverstanden ist. Das erstere ist fast nicht zu umgehen und wird zumeist in der Form geübt, daß man von dem entfernten Elternteil nicht spricht oder auch mit bestem Willen den Haß und die Verachtung nicht unterdrücken kann. Dabei wird allerdings vergessen, daß gerade auf diese Art die positiven Gefühle wachgerufen werden. Aus der Opposition entwickelt sich am wirksamsten der Wille, sich um das in Verlust geratene Stück Kinderglückes nicht betrügen zu lassen. Erst wenn dieser persönliche Wille des Kindes vorhanden ist, sollte den berechtigten Wünschen der Eltern nachgegeben werden.

Der Elternteil, der mit dem Kinde zusammenlebt, wird niemals das instinktive Gefühl für den andern zerstören und dieser verwirkt es nur selbst, wenn er zur unrichtigen Zeit auftritt. Diese Gefahr besteht bei den gerichtlich festgelegten Zusammenkünften und ist als solche für das Kind nicht gleichgültig. Sie setzt Haß und Verachtung dorthin, wo Liebe und Verehrung stehen soll und dies kehrt sich schließlich, bewußt oder unbewußt, gegen den letzten Urheber. Das ist aber der Elternteil, unter dessen Einfluß das Kind eben steht und der schon durch die mangelhafte Kompensation seines spezifischen Einflusses Gefahr läuft, eine bedenkliche Konfliktstimmung im Kinde zu erzeugen.

Wie groß die Bedeutung der ehelichen Zerwürfnisse, insbesondere des Ehebruches, für die Entwicklung des Kindes ist, beleuchtet *Schönherr* in seiner „Kindertragödie“: Die Tochter der Ehebrecherin ergibt sich in dem Moment ihrem Liebhaber, in dem ihr das Verhältnis ihrer Mutter zur Gewißheit wird. Ihr moralischer Halt, ihre Mutter, ist ihr verlorengegangen; die Scham vor der Frau, die ihr bisher die größte Achtung eingeflößt hat, ist verschwunden. Sie hat sich in der kritischen Zeit vollkommen geändert, sie steht unter dem Eindrucke schwerster Sexualdepravation, aus der sie nur die intakte Mutter hätte herausreißen können. *Schönherr* hat in der Rolle der Tochter einen häufigen Typus des Ursprunges der jugendlichen Prostitution gezeichnet. Er schildert aber auch die schwere Gemütsumwälzung der Söhne, die die Schmach gegen ihren Vater nicht ertragen können und denen die Erregung die Mordwaffe in die Hand drückt. Ob diese dichterische Darstellung des Verhaltens der Söhne auch schon einmal zur Wahrheit geworden ist, bleibe dahingestellt. Der Mord ist aber nur die letzte und seltenste Aggressionshandlung und man hat in diesem Maximum bloß ein Endziel zu erblicken, zu dem sich aufgepeitschte Leidenschaft steigern kann.

Die Vorstadien zu diesem Mord aus Eifersucht und aus Rache finden sich unter ganz gewöhnlichen Umständen und zeigen sich in Gehässigkeit gegen die Mutter, die als solche wieder zu innerem Konflikt und damit zur Gleichgewichtsstörung führen kann. Besonders zahlreich waren solche Fälle während der

Kriegszeit zu beobachten. Das Auftreten eines fremden Mannes in der Familie wurde von den Kindern mit Mißtrauen beobachtet, mit Murren verfolgt; es führte zu einer raschen Auflehnung gegen die Mutter und brachte im häuslichen Zwist die vollständige Dissozialität zur Reife. In Wirklichkeit treten aber diese Kinder nicht als Rächer ihres Vaters auf, sondern ihre Gleichgewichtsstörung lebt sich in der nackten Dissozialität aus; sie lernen nichts mehr, sie vagieren, sie werden kriminell.

Die ehelichen Verfehlungen des Vaters haben zweierlei Folgen: Sie führen entweder zu heftigen Angriffen der Frau gegen ihren Mann, wobei diese sich sehr energisch und auch handgreiflich zur Wehr setzen kann, oder es handelt sich um eine abhängige oder sexuell hörige Frau, die widerstandslos alles über sich ergehen läßt. Im ersten Fall wird aus dem Vater die bekannte lächerliche Possenfigur, für die Kinder nur die größte Verachtung haben. Seine Autorität bleibt auf Jahre hinaus vernichtet. Im anderen Fall ist der Ehebruch die Teilerscheinung einer sich auch sonst auswirkenden Brutalität, deren Wirkungen die Kinder im früher beschriebenen Sinne ausgesetzt sind.

Die tiefgreifenden, inneren Folgen, wie sie aus dem mütterlichen Ehebruch hervorgehen, scheinen beim väterlichen nicht vorzukommen. Um so verheerender sind aber auch andere dissoziale Eigenschaften des Vaters, vor allem die, die seine und der Familie Stellung in der Gesellschaft gefährden. Daher wird die Familie durch einen verbrecherischen Vater sehr stark in Mitleidenschaft gezogen. Die Kinder werden die Opfer eines psychischen Traumas, dessen Ursprung klar zutage liegt. Das Kind lehnt einen solchen Vater ab, sowie es ihm zum Bewußtsein kommt, es könne nicht mit rechten Dingen zugehen. Es stellt sich sozial gegen seinen Vater, es verdammt seine Handlungsweise, es schämt sich für ihn, es empfindet peinlich, nicht mit Stolz zu ihm aufblicken zu können. Das führt zu innerem Konflikt, zu einer schwankenden Gleichgewichtslage, bei der in jedem Augenblick unangenehme Wendungen eintreten können. Ob sich diese Störungen neurotisch oder dissozial äußern, hängt nur von den Verschiedenheiten der individuellen Konstitution oder von den zufälligen Verhältnissen ab. Sie kommen innerhalb derselben Familie in beiden Formen zum Ausdruck.

Der verbrecherische Vater und besonders der, der seine Missetaten mit einer gewissen Brutalität durchgeführt hat, ist eigentlich nichts anderes als ein Mann mit verstärkten väterlichen Eigenschaften, wie sie das Kind im gewöhnlichen Familienleben kennenlernt. Es ist immer die Gewalt des stärkeren Vaters, vor der sich der persönlich schwächere Sohn fürchtet. Diese Furcht vor dem Vater, die ihren natürlichen Ausgleich durch das Vertrauen in des Vaters Stärke findet, entsteht auch unter physiologischen Verhältnissen und bietet das Hauptmotiv des

Vaterkonflikts. *Freud* hat darauf hingewiesen, wie wichtig dieser Angstkomplex für die Entstehung der Neurose ist. Er meint, daß ganz besonders Kinder davon betroffen werden, wenn sie zufällig Zeugen des Geschlechtsverkehres ihrer Eltern geworden sind. Diese Kinder sehen in ihrem Vater nichts anderes als den gewalttätigen Verbrecher, der ihrer Mutter ein Leid zufügt. Das eheliche Geschlechtsleben ist in den Augen der Kinder ein strafbares Vergehen wie irgend ein anderes. Nach der *Freud*schen Schule kommt dieser Mechanismus außerordentlich oft in Frage. Das ist nicht sehr wahrscheinlich, wenn man auch gelegentlich bei neurotisch Veranlagten diesbezügliche Erinnerungen aufdecken kann. Auch die Minderwertigkeitsgefühle im Sinne *Adlers,* die Furcht des Schwachen vor dem Starken, können als Keim des Vaterkonflikts ausgelegt werden.

Gleichgültig wie man sich den Ursprung vorstellt, für alle Fälle steht die Tatsache fest, daß es sich um eine konstante Erscheinung handelt, die physiologisch vorhanden ist, ohne störend in den Vordergrund zu treten und die nur in bestimmten Situationen und bei einer abnormen Konstitution zum Vorschein kommt. Biologisch hat der in der Kindheit gelegte Keim zur Ablehnung des Vaters und zur Auflehnung gegen ihn seine große Bedeutung. Sie drängen zur Abspaltung des Individuums von der Familie. Es ist der natürliche Vorgang, daß das flügge gewordene Junge aus dem Nest geworfen wird, daß der zur Geschlechtsreife gelangte Sohn als Konkurrent seines Vaters auftritt. Beim Menschen sieht man den Abspaltungsprozeß physiologisch in den Flegeljahren auftreten. Die erwachende Sexualität treibt den Knaben hinaus und es ist gewiß kein Zufall, daß im vierzehnten Lebensjahre die Lehrjahre einsetzen. Die Trennung vom Familienverbande geht nicht ohne Reibung vor sich. Die Familie wehrt sich, ihr Kind abzustoßen, bevor es sozial lebensfähig geworden ist. Sie wendet sich instinktiv gegen den Trieb, der den Abspaltungsprozeß beschleunigt, gegen die Sexualität, und damit trifft sie den wundesten Punkt. Jede Beschränkung läßt sich das Individuum leichter gefallen als die Eindämmung des übermächtigen Triebes zur Fortpflanzung. In dem Augenblick, in dem sich die Familie mit ihren Fesseln der Sexualität nähert, wo die Eltern aus ethischen und sozialen Gründen Vorschriften machen, wird dies als der größte und lästigste Zwang empfunden, entsteht die Feindschaft in der Familie. Nur das vollständige familiäre Gleichgewicht ist imstande, um diese Schwierigkeiten herumzukommen. Intakte Eltern, normale Kinder und eine geordnete Familie gleiten über sie mit kurzen Stürmen der Flegel- und Backfischjahre hinweg. Aber schon kleine Verschiebungen wirken erschwerend und eine Reihe von Zufälligkeiten kann zur Katastrophe führen.

Das hat *Wildgans* der Wirklichkeit in seinem „Dies irae“ abgelauscht: In behaglichen bürgerlichen Verhältnissen, unter der Führung eines etwas trockenen, langweiligen Vaters entwickelt sich beim Sohne eine Auflehnung, die zur schwersten inneren Zerrüttung führt. Die Berufswahl bringt neue Schwierigkeiten und die Katastrophe tritt in dem Augenblicke ein, da dem jungen Manne die Flucht in die Sexualität mißglückt. Jetzt weiß er ganz genau, daß er von sich nichts mehr zu erwarten hat, er verübt Selbstmord.

Die Ehe war nicht glücklich, der Vater hatte eine Konvenienzheirat geschlossen, die Mutter ist eine intellektuell nicht sehr hochstehende Frau, der Sohn ein nervöser Jüngling gewöhnlicher Art. Trotzdem konnte es unter den gegebenen Bedingungen zum neurotischen Selbstmord kommen. Dieser Vater in allen möglichen Spielarten ist die Regel, und die Mutter, eine simple Bürgerin, durchaus keine Ausnahme. Der Selbstmord ist allerdings etwas Außergewöhnliches. Aber ungemein häufig ist die schwere Verstimmung, die trostlose Weltauffassung dieser naturwidrig in der Familie zurückgehaltenen Jugendlichen, die sich in allen Kreisen findet. Der Weg zur Katastrophe wird durch Unregelmäßigkeiten des familiären Lebens wesentlich unterstützt. Die böse Saat findet einen um so dankbareren Boden, je weiter das Individuum von der nervösen Norm abweicht.

Als Beispiel dafür, daß auch ein ganz vollwertiger Mensch zu Dissozialität und Selbstmord getrieben werden kann, wäre ein Fall anzuführen, in dem der Selbstmordversuch sehr ernst gemeint war: Ein brutaler Vater, dem seine Frau ehebrecherisch davongelaufen war, lebt mit seinem Sohn in ständigem Zwist. Im vierzehnten Lebensjahr entwickelt dieser Eigenschaften, die ihn auch in der Schule als bedenklich erscheinen lassen. Diesbezügliche Vorstellungen von seiten des Vaters führen zu heftigen Szenen, in denen der Sohn schließlich den kürzeren zieht. Er beschimpft in seinem Abschiedsbrief den Vater auf das gröbste, verwünscht ihn und verübt den Selbstmordversuch. Nach einer schweren Verwundung geheilt, wird er ruhiger und es gelingt vor allem, ihm begreiflich zu machen, daß er durch den Haß gegen den Vater selbst aus dem Gleichgewicht geworfen und dissozial werde. Er trennt sich jetzt zwar von seinem Vater, aber er entwickelt sich weiter vollkommen sozial und ist ein durchaus brauchbarer und achtenswerter Mensch geworden.

In einem anderen Fall handelt es sich um einen jungen Mann aus guter Familie, aber streithafter Ehe. Beide Eltern, charakterologisch wertvolle Menschen, der Vater streng gerecht, die Mutter pädagogisch vernünftig, etwas doktrinär. Er ist von Haus aus ein nervöses Kind. Mit fünzehn Jahren beginnt er Hasard zu spielen, sich sexuell zu betätigen und verlangt rücksichtslos Geld von seinen Eltern. Die hiebei zutage tretende Rücksichtslosigkeit gegen die Familie bezeichnet er selbst als den Ausfluß seiner schweren Verstimmung gegen die Eltern, die ihm beide „entsetzlich auf die Nerven gehen". Sie hätten ihn immer nur gequält; Einwendungen dagegen läßt er wohl gelten, er beruhigt sich auch nach einiger Zeit, gerät aber von neuem in den Strudel seiner Verfehlungen und verkommt als vielfach Krimineller.

Diese Beispiele ließen sich noch vervielfachen. Das Motiv des Elternkonflikts spielt immer wieder hinein; es ist in der Regel nicht sekundärer Natur. Nicht das Benehmen der Jugendlichen führt zur Konfliktsstimmung, sondern das Haßmotiv ist primär, hängt mit den Erlebnissen in der frühesten Kindheit und denen im Pubertätsalter zusammen. Am deutlichsten kommt allerdings der Elternkonflikt in der Neurose, besonders bei disponierten Individuen und ferner bei gewissen Formen der Schizophrenie zum Vorschein. Es ist sogar die Regel, daß der Elternkonflikt dasjenige Symptom ist, das zuerst in den Vordergrund tritt. Zu dieser Zeit wird er fast nie als Krankheitssymptom angesehen, er tritt ganz unter dem Bilde der Dissozialität auf. Die Eltern beschweren sich über die Roheit und über die Aggression des Jugendlichen, über einen ausschweifenden Lebenswandel, und sie kommen erst später dahinter, daß etwas Krankhaftes vorliegt.

Die Gehässigkeit gegen die Eltern macht sich auch in der erkannten Neurose oder Psychose geltend, verdirbt dem Patienten die Sympathie, die man sonst in der Familie für einen Kranken hat, und führt zur baldigen Internierung in einer Pflegeanstalt. Die Eltern können eben die Quälereien, denen sie von Seite des Jugendlichen ausgesetzt sind, auf die Dauer nicht aushalten. Merkwürdigerweise ergibt aber die Vorgeschichte immer eine Reihe von Anhaltspunkten, die an sich geeignet wären, im Sinne des gewöhnlichen Elternkonflikts zu wirken. In einem der beobachteten Fälle konnte man genau dieselben Eigenschaften, über die sich der Jugendliche beschwerte, feststellen. Man mußte zugeben, daß die Eltern neidische, geizige, mißgünstige Menschen waren und es war auch schließlich nicht abzustreiten, daß die Angaben des Sohnes, seine Mutter sei ihm zu häßlich und er könne sie aus dem Grunde nicht leiden, einen sehr realen Hintergrund hatten. Diese Eltern haben den Sohn durch ihre physischen und psychischen Eigenschaften schon in der frühesten Jugend irritiert, sie hatten aber sonst nichts anderes getan, als das, was die Eltern für gewöhnlich tun, wenn sie nur ein Kind besitzen. Sie hatten ihn verwöhnt, mit Liebe überschüttet und in den Brennpunkt ihres Ehrgeizes gestellt. Alle Quälereien, die er den Eltern vorwirft, ließen sich restlos damit erklären.

Bei diesem Menschen, der sich gegen die Psychose bewegte, war der gewöhnliche Mechanismus noch schärfer, gewissermaßen karikiert zu sehen. Die Erlebnisse der früheren Kindheit haben nicht die Psychose verursacht, sondern sie wurden nur darin festgehalten. Bei den neurotischen Komplexen bleibt es allerdings fraglich, ob richtige Schädigungen durch die Eltern nicht ursächlich mit Erscheinungen im Zusammenhange stehen. Das wird sehr einleuchtend durch ein Beispiel bewiesen: Ein Knabe steht wegen eines tuberkulösen Leidens in der besonders liebevollen Pflege seiner Mutter. Sie verbringt einige Jahre mit ihm auf dem Lande; er ist keinen Augenblick ohne sie, die sich fortwährend um ihn bemüht. Von der fast hoffnungslosen Krankheit erholt sich das Kind, es tritt scheinbar eine vollständige Genesung ein. Die Mutter wendet sich wieder ihren anderen Pflichten zu, der Verkehr mit dem Sohne wird spärlicher. Er beantwortet dies mit einer Abkühlung, die bald in einen wütenden Haß gegen die Mutter umschlägt. Er geht nicht nur aggressiv gegen die Mutter vor, er wird auch schwer dissozial, stiehlt, wo er kann und läuft Gefahr, vollkommen zugrunde zu gehen. Hier kann man sagen, daß ein psychisches Trauma in der raschen Entwöhnung von einer allzu innigen Mutterliebe vorliegt und daß hier, aller Wahrscheinlichkeit nach, auch geschlechtliche Momente, vielleicht auch im Sinne des *Freud*schen Ödipuskomplexes, nachzuweisen wären. Mutterliebe und Mutterpflege sind hier wohl sicher die auslösende Ursache für die zu einer neurotischen Erkrankung disponierende Veranlagung.

Die genannte Konstellation ist doch verhältnismäßig sehr häufig und so schwere Folgen bleiben doch immer eine Seltenheit. Aber es gilt das gleiche wie früher. Wenn die Fälle auch nur ausnahmsweise diese schweren Grade erreichen, so sind auch die kleinen Verschiebungen für die Gesundheit bedeutungsvoll, und gewisse neurotische Fehler des Charakters können immerhin mit derartigen Erlebnissen in Verbindung stehen. Schon ohne aktives Zutun der Eltern können sich diese entwickeln. Man kann sich daher vorstellen, um wie viel häufiger es der Fall ist, wenn die Eltern entweder aus Bösartigkeit oder, wie gewöhnlich, wegen eigener neurotischer Komplexe sich gegen ihre Kinder versündigen.

Das läßt sich dort zeigen, wo die Mutter fast sadistisch auf ihre eigenen Kinder losgeht und sie abwechselnd mit Liebe und Schlägen traktiert. Diese Leute haben in der Regel keine Ahnung davon, was sie anstellen, und sie sind sicher diejenigen, die sexuale Gefühle vollständig leugnen. Aber der richtige sadistische Mechanismus, das Zeremonielle in ihren Handlungen lassen einen diesbezüglichen Verdacht immer wieder aufkommen. Mit der Ablehnung, die solche Mütter von ihren, in der Regel schon neurotisch gewordenen Kindern erfahren, mischen sich dann ganz souverän und ganz ungestüm die zur Mutter gerichteten natürlichen Gefühle.

Ein Knabe der eigenen Beobachtung, der unter den genannten

Verhältnissen aufwuchs, litt unsäglich unter der Angstvorstellung, seiner Mutter müsse etwas widerfahren sein. Wenn sie zu spät nach Hause kam, war das ein Anlaß zu wüsten Krawallen, gegen die sich die Mutter ihrerseits empörte. Diese fortdauernden Zänkereien brachten mit der Zeit den Sohn in eine Lage, die wegen ihrer Unhaltbarkeit zur Aufnahme in eine Nervenheilanstalt nötigte. Die ursprüngliche Veranlassung dazu lag aber an einem Nervenleiden der Mutter, das sich in einem ebenso ängstlichen Benehmen gegen den Sohn und in Verwöhnungsexzessen äußerte und durch ihre Fortführung seit der frühesten Kindheit den späteren nervösen Zusammenbruch des Sohnes vorbereiteten.

In solchen Fällen ist die Mutter viel häufiger schädigend als der Vater, weil sie als Nerven- oder Geisteskranke leichter in der Familie bleiben kann. Aber es gibt unter den Vätern auch eine große Menge eigentümlicher Narren, die sich mit Vorliebe pädagogisch austoben. So hat es ein solcher Vater durch planmäßige, schwere Züchtigung seines vierjährigen Knaben so weit gebracht, daß dieser mit schweren Angstzuständen erkrankte. Nebenbei aber zeigte er eine für sein Alter beispiellose Dissozialität. Ein anderer Vater hat sich eine ganze Riemenserie verschiedener Breiten angelegt, mit der er je nach der Schwere eines wirklichen oder angenommenen Delikts, gegen seinen elfjährigen Sohn vorging. Dieser, ein gut begabter Mittelschüler, begann unter dieser Behandlung zu stehlen, beging aggressive Handlungen und zeigte ein Benehmen zwangsartigen Charakters. Er wurde damit zum willfährigen Objekt der perversen Anlagen seines Vaters, von der dieser selbst keine Ahnung gehabt haben dürfte.

Die Einflüsse der Sexualität

Die Lehre von der kindlichen Sexualität ist erst in den letzten zwanzig Jahren ausgearbeitet worden. Früher hat man sie unbegreiflicherweise überhaupt nicht näher gekannt und ist über sie einfach hinweggegangen. Abgesehen von ganz hervorstechenden Sexualerscheinungen, die man teils auf Verführung, teils auf schwere psychische Störungen zurückführen konnte, hat man sich in der Psychologie und Pathologie des Kindes nicht weiter mit ihnen beschäftigt.

Der heutige Standpunkt läßt sich so festlegen, daß man annimmt, die Sexualität setze schon in der allerfrühesten Kindheit, also in den ersten Lebenstagen und vielleicht noch früher ein und habe von da an eine in verschiedener Art ablaufende Entwicklung. Biologisch wichtig ist an der hier anknüpfenden *Freud*schen Lehre, daß sich ein Zusammenhang zwischen den späteren Sexualgefühlen und Lustgefühlen, die von der Körperoberfläche und einzelnen Schleimhäuten (Mund- und Afterzone) ausgelöst werden, gefunden hat. Bei der Annahme, es handle sich bei den Sexualgefühlen um nichts anderes als um eine besondere Form der Lustgefühle, die berufen sind, die eigene Art zu erhalten, fällt auch der frühere Schrecken, der mit dem Begriff der Sexualität verbunden war.

An sich hat man sich vorzuhalten, daß die Liebesbezeigungen der reifen Individuen durchaus nicht an die Geschlechtsorgane gebunden sind. Der Liebesuchende trachtet, dem Liebesobjekte in die Nähe zu kommen, ihm angenehm zu erscheinen, es zu liebkosen und zu küssen. Daraus ergibt sich, daß der ganze Körper innerhalb der Liebesbezeigungen eine wichtige Rolle spielt, wenn auch einige bestimmte Teile des Körpers eine bevorzugte Stellung erhalten.

Es wird daher nicht weiter befremden, wenn die verschiedensten Berührungen beim Kind entsprechende Lustgefühle auslösen, und daß diese Lustgefühle Parallelerscheinungen zu den Erregungen sind, wie man sie innerhalb des sexuellen Erlebens gewöhnt ist.

Von hervorragender Bedeutung und auch für die Zukunft maßgebend sind die allgemein bekannten Bewegungen des Mundes, die als L u t s c h e n oder W o n n e s a u g e n zu beobachten sind, sowie auch die Gewohnheit, einen weichen Gegenstand mit den Händen zu streicheln. Es ist somit eine Erscheinung vorbereitet, die zu dem späteren Küssen und Kosen in innigster Beziehung steht.

Die Bedingungen dazu sind besonders dann vorhanden, wenn Unlustgefühle leichterer Art auftreten. Ihre Quellen liegen in unbedeutenden Irritationen des Nervensystems, die organisch ausgelöst sein können, die aber auch gelegentlich zur Langweile Beziehungen aufweisen. Kinder, mit denen man sich viel beschäftigt, werden daher in der Regel keine Ludler. Anderseits bleiben sowohl die verschlafenen Säuglinge davon frei und auch solche, die ihre stärkeren Unlustgefühle im Schreien abreagieren.

Beim Erwachen der intellektuellen Funktionen und besonders bei einer stärkeren Beschäftigung mit dem Kinde tritt das Ludeln und Streicheln zurück. Das Kind hat neue Mittel zur Verfügung, um sich ein Vergnügen zu verschaffen, verfügt über neue Lustquellen, derer es sich bedienen kann. Aber es kehrt mit einer auffallenden Pünktlichkeit zu seiner ersten Lustquelle zurück, wenn aus irgend einem äußeren oder inneren Grunde die späteren nicht ansprechbar sind oder zu wenig Befriedigung bieten. Dieser Fall ergibt sich bei nervösen Kindern in den ersten Lebensjahren, wenn sie durch ihre Nervosität von Unlust betonten Stimmungen geplagt werden. Man findet daher diese

Rückkehr zur primitivsten Lustquelle als ein ausgesprochenes Symptom der kindlichen Neuropathie verschiedenster Art.

Im Verlaufe der weiteren Entwicklung wird die Aufmerksamkeit des Kindes auf die stärkste Lustquelle, die dem Menschen überhaupt zur Verfügung steht, auf die Sexualität, gerichtet. Dies kann durch Zufall erfolgen, wie durch lokale Reizungen, durch Parasiten und Ekzeme, kann allerdings auch künstlich durch die Personen der Umgebung hervorgerufen werden. Es ist aber auch möglich, daß das Kind ganz von selbst seine stärkste Lustquelle entdeckt, wenn es durch eine Reizung seines Nervensystems veranlaßt wird, nach einem Mittel zu suchen, um stärkere Unlustgefühle zu besänftigen. Die so entstandene Masturbation ist somit lediglich ein Zeichen für eine nervöse Irritation und es ist daher unrichtig, diese Irritation als die Folge der Masturbation aufzufassen. Man kann im Gegenteil mit Gewißheit sagen, daß es sich höchstens um einen bösen Kreis handelt, in dem die Reizung des Nervensystems den Anfang gemacht hat. Während alles, was exogen zur Masturbation führt, in verhältnismäßig kurzer Zeit, vorausgesetzt, daß die Schädigung nicht zu lange angehalten hat, verschwindet, ist die Masturbation der neuropathischen Kinder fast nicht zu beeinflussen.

In die gleiche Zeit, in der das Interesse für den Geschlechtsapparat selbst erweckt wird, fällt auch das Bestreben, diese Körperteile herzuzeigen, und unter einem auch die Neigung, andere verdeckte Körperstellen, insbesondere die Gesäß- und Aftergegend, zur Schau zu stellen. Wie weit dies bei Kindern mit den Forderungen ihrer ursprünglichen Natur zusammenhängt und wie weit die übliche Methode der Kleinkindererziehung daran schuld ist, kann nicht immer mit Sicherheit entschieden werden. Keinesfalls darf man vergessen, daß es zu den Ungezogenheiten der Personen, die sich mit Kindern zu beschäftigen haben, gehört, sich mit diesen kleinen Unappetitlichkeiten zu befassen. Es entwickelt sich bei ihnen eine Art Zynismus in Angelegenheit der Genital- und Analsphäre, die man als eine Überkompensierung für den natürlichen Ekel vor den pflichtgemäßen Reinigungsarbeiten auffassen könnte. Es wird sicher übermäßig viel von der genannten Angelegenheit gesprochen, es werden Späße getrieben und es ist daher nicht zu verwundern, wenn schon in der ersten Kindheit Eindrücke haften bleiben, die so oft Lach- und Heiterkeitseffekte ausgelöst haben.

Nach der Befriedigung, die der eigene Körper für Tasten und Schauen bietet, folgt die sexuelle Neugier der Kinder, die schon einer späteren Altersstufe angehört. Das Interesse wendet sich erst den Geschwistern, dann Erwachsenen zu. Damit tritt das Kind aus der autoerotischen (narzistischen) Periode in eine Periode über, in der bereits eine Objektwahl erfolgen kann. Für jedes Kind stehen die Eltern als maßgebende Personen im Vordergrund. Die Anhänger der *Freud*schen Schule nehmen an, daß sich hier schon erotische Motive einschieben. Der Ödipuskomplex beruht auf der Bindung des Sohnes zur Mutter und der Tochter zum Vater. Tatsächlich ist nicht zu bezweifeln, daß die stärkere persönliche Bindung zum andersgeschlechtlichen Elternteil, beziehungsweise dieses zum Kind besteht. Das erotische Moment scheint aber doch nicht das physiologische zu sein; zumindest muß man betonen, daß die richtigen Bezeugungen einer erotischen Einstellung, wie sie zum Beispiel Knaben im Betasten der nackten Arme und Beine der Mutter oder in Neugierde auf die Entkleidung und Ähnliches zeigen, normalerweise nicht vorkommt. Hingegen sind die Erscheinungen des Ödipuskomplexes bei neuropathischen Kindern durchaus keine Seltenheit und stimmen ganz mit den Beschreibungen der *Freud*schen Schule überein.

Von den Pubertätsjahren an liegt der Hauptsitz der Sexualempfindungen in den Geschlechtsorganen. Anatomisch wird die Grundlage dazu durch die Ausreifung der Geschlechtsorgane gegeben. Die Verschiedenheiten im zeitlichen Auftreten bleiben stets an konstitutionelle Unterschiede gebunden, beziehungsweise an raßliche und klimatische Komponenten, nicht zum mindesten an Abnormitäten des endokrinen Systems. Man kann in unseren Gegenden mit einer physiologischen Schwankung von drei bis vier Jahren rechnen, man wird aber über die Zukunft eines Menschen auch nicht wesentlich beunruhigt sein müssen, wenn sich der Eintritt der Reife noch um einige Jahre verfrüht oder verspätet.

Mit diesen Schwankungen des Pubertätseintrittes hängt eine große Reihe von Charakterverschiedenheiten zusammen, die sich nicht nur während der Pubertät, sondern auch später äußern. Menschen, die lange infantil geblieben sind, sind nicht nur während dieser Zeit anders als frühreife, sondern sie haben auch eine andere Einstellung zum Leben überhaupt, nicht nur zum Sexualleben. Aus diesem Grund ist es unrichtig, die Pubertät als etwas Einheitliches aufzufassen. Es ist im Gegenteil notwendig, auch hier die typenmäßigen Differenzen einem genauen Studium zu unterziehen.

Der Zeitpunkt der Geschlechtsreife fällt in der Regel mit der Zeit, in der die geschlechtliche Betätigung vor sich gehen soll, nicht zusammen. Man spricht von einer diesbezüglichen Latenzperiode. Diese Latenzperiode ist vor allem dadurch merkwürdig, daß insbesondere heterosexuelle Betätigungen charakterologisch schädigend wirken. Dies wird am besten durch die schwere psychische Gleichgewichtsstörung bewiesen, die sich bei Mädchen nach Schändungen anschließen. Die sexuelle und allgemein sittliche Entartung eines solchen Kindes ist um so bedenklicher, je näher der Schändungsakt der Pubertät liegt. Es läßt sich tatsächlich feststellen, daß Mädchen im Alter von etwa zehn Jahren durch die Schändung weniger depraviert werden als im Alter von dreizehn bis fünfzehn.

Dieser Umstand gibt zu denken. Folgerichtig wäre daraus eine Abstinenz abzuleiten, die auch weit über die Pubertät hinaus reichen sollte. Die heterosexuelle Betätigung setzt auch beim erwachsenen Menschen die altruistischen Gefühle gegenüber den egoistischen herab. Man könnte sogar die stärksten Mutterinstinkte auf rein egoistische Triebe zurückführen. Zum mindesten wird man immer bemerken, daß das Interesse der Braut oder der jungen Frau für altruistische Handlungen in den Hintergrund tritt und daß sie ihre Kräfte und materiellen Möglichkeiten in den Dienst des Nestbaues stellt. Verfolgt man diese Triebe weiter zurück gegen die Pubertätszeit, dann sieht man, daß sie immer stärker, immer unbändiger werden, daß sie ihre Sublimierung verlieren und als die g e m e i n s t e n I c h t r i e b e auftreten. Besonders deutlich zeigt sich dies in den Fällen von Kriminalität jugendlicher Mädchen. Die bis in das fünfzehnte und sechzehnte Lebensjahr vollständig einwandfreien, sozial leistungsfähigen Mädchen werden mit dem Eintritt eines heterosexuellen Geschlechtsverkehrs diebisch, arbeitsscheu und gänzlich auf das Sexualleben eingestellt. Zum Teil spielen rein äußere Gründe mit, die aber bei einer genaueren Betrachtung doch das innere Leben widerspiegeln. Das Mädchen sucht sich zu putzen, sich schön zu machen, und wird bei Geldknappheit leicht zu Übergriffen krimineller Art kommen.

Man darf sich aber nicht vorstellen, daß die Verhältnisse beim männlichen Geschlechte wesentlich anders liegen. Auch hier führt die heterosexuelle Betätigung zu einem Schaden in moralischer Beziehung, der sich in Leichtsinn, Arbeitsscheu, Lumperei äußert und der überdies durch die in diesem Alter fast immer übliche Übertreibung und Mißbrauch zu einer allgemeinen Depravation führt.

Anderseits ist es eine schwierige erzieherische Aufgabe, im Pubertätsalter befindliche Knaben von einer sexuellen Betätigung abzuhalten. In der Regel werden erotische Beziehungen nach ihrer Entdeckung brutal abgebrochen und die Erfahrung lehrt, daß dann eigentümliche Hemmungen in der sexuellen Entfaltung auftreten. Solche Menschen kommen nach ihrem psychosexuellen Trauma gewöhnlich sehr spät zu einem geregelten Geschlechtsverkehr, beziehungsweise zum Heiraten (eigene Beobachtungen und Mitteilungen *Adlers*).

Die modernen Pädagogen sprechen vom T r o t z alter der Präpubertätszeit, und den mehr den Idealen zugewendeten Jünglingen der A d o l e s z e n z (*Ch. Bühler* und *Tumlircz*). Der starken Neigung des Trotzalters zur R o t t e n b i l d u n g steht die E i n z e l f r e u n d s c h a f t der Jugendlichen gegenüber. In der

Rottenbildung der Präpubertät wird die Unruhe, die Zerklüftung durch das gesellige Leben am besten befriedigt. Die Rotte hat sicher keinen erotischen Beigeschmack. Eine richtige Freundschaftsbildung der Adoleszenz hat ihn, den normalen Menschen vorausgesetzt, auch nicht. Immerhin muß man aber damit rechnen, in dieser Zeit der Entwicklung homosexueller Triebe zu begegnen.

Über die Häufigkeit der Homosexualität lassen sich keine stichhältigen Angaben machen, da man ja im Leben außerordentlich schwer die Perversion von der homoerotischen Freundschaftseinstellung trennen kann. Die Bedenklichkeit der Homosexualität wird außerordentlich verschieden aufgefaßt. Nach dem, was man in den letzten Jahren erlebt hat, da man weniger energisch gegen Homosexuelle das Strafgesetz anwendet, beziehungsweise die Polizeiorgane nicht so streng hinterher sind, muß man aber bemerken, daß eine Form der Depravation der Jugendlichen eingesetzt hat, die in dem jetzigen Umfang früher nicht bekannt war. Es ist kaum anzunehmen, daß die Zahl der wirklich Pervertierten gestiegen ist, sondern es hat sich in der männlichen Prostitution nur ein neuer Erwerbszweig gebildet. Die homosexuelle Einstellung spielt dabei nicht so sehr die Hauptrolle wie der Köder eines arbeitslosen Wohllebens.

Die Homosexualität, die in den Internaten sich unliebsam bemerkbar macht, ist aber nach allem, was man in dieser Richtung in Erfahrung bringen kann, nur zum geringsten Teil auf wirkliche homosexuelle Triebe zurückzuführen. Hier dreht es sich zumeist um eine unverschämtere Form der Masturbation, die gewöhnlich wieder verschwindet.

Die Masturbation als solche gehört nach der heute geltenden Ansicht wohl zu den lästigen, nicht aber zu den gefährlichen, für die Zukunft bedenklichen Betätigungen des Geschlechtstriebes. Die Masturbation der Kinder jüngeren Alters ist, wie früher erwähnt, als nervöses Symptom und nicht als Ursache der Nervosität aufzufassen. Die durch Verführung veranlaßte Masturbation geht bei normalen Kindern ohne jede Schwierigkeit wieder zurück. Die Masturbation des Pubertätsalters hängt mit Reizerscheinungen zusammen, die von der in Entwicklung befindlichen Keimdrüse ausgehen. Sie hat aber, normale Verhältnisse vorausgesetzt, innerhalb der intellektuellen Gegenvorstellungen eine wirksame Schranke. Wichtig erscheint es in bezug auf die Aufklärung und die Abstellung masturbatorischer Akte auch darauf Rücksicht zu nehmen, daß ein großer Teil der sittlich höherstehenden jungen Leute in die Gedankenmasturbation mit den ihr entsprechenden Wachträumen flüchtet.

Insbesondere treiben in der Gedankenonanie sadistische und masochistische Motive ihr Unwesen. Diese entwickeln sich auf Grund persönlicher Erfahrungen, sei es, daß die Kinder durch Züchtigungen am eigenen Leibe pervertiert werden, sei es, daß sie Zeugen von Züchtigungen gewesen sind. Anderseits öffnen sich diese Gefühle als Ventile für eine stärkere erotische Einstellung, namentlich gegenüber andersgeschlechtlichen Personen oder Kindern, wenn eine andere Annäherung als unmöglich erkannt wird. Knaben raufen sehr gern mit Dienstmädchen und Bonnen, lassen sich überwinden, lieben eine scheinbare Demütigung. Erzieherinnen, Stiefmütter werden masochistisch von Knaben verehrt; es gewinnt oft den Anschein, es wäre die Erziehung durch diese Frauen von besonders günstigem Einfluß. Im Eltern- und Lehrerspielen wirkt sich nicht selten die sadistische Komponente aus. Es handelt sich um durchaus nicht seltene Ereignisse, die auch im späteren Leben nachwirken und die nur wegen der von der frühen Kindheit an geübten Heimlichkeit in ihrer Häufigkeit unterschätzt werden.

Die Hauptquelle für die Gedankenmasturbation sind Vorstellungen, die mit dem normalen Sexualleben in Zusammenhang stehen und bei einer entsprechenden Reizbarkeit an Stärke und Lebhaftigkeit gewinnen. Die früher erwähnte Latenzperiode wird bei sehr vielen Menschen tatsächlich durch Masturbationsakte ausgefüllt; zum mindesten sind die libidinösen Aufregungszustände zu beachten, die sich in dem bizarren Bilde des Benehmens der Pubertätsjahre äußern. Die individuellen Verschiedenheiten auf diesem Gebiete sind sehr bedeutend. Auch ein sehr starker Trieb mit all seinen Folgeerscheinungen muß nicht im Sinne einer schlechten Zukunft bewertet werden. Allerdings liegt in diesem Alter die Gefahr exogener Schädigungen sehr nahe und sie wird um so bedenklicher, je günstiger der Boden in der Entfaltung des Triebes entwickelt ist.

Sehr lehrreich ist es, an dieser Stelle Erfahrungen mit einer Klasse von Menschen einzuschalten, bei denen eine pharisäisch denkende Gesellschaft nur an die schlimmsten Anlagen und an die schlechtesten Willensäußerungen glaubt.

Die Untersuchung der jugendlichen Prostituierten haben zu dem sehr bemerkenswerten Ergebnis geführt, daß ein sehr großer Prozentsatz, mindestens die Hälfte, von Haus aus vollkommen normal ist und daß bei ihnen nichts anderes vorliegt als eine Depravation, aus der sie nicht mehr herauskommen. Bei den übrigen waren die gewöhnlichen psychopathischen und neurotischen Züge vorhanden, es waren also Menschen, die man von vornherein nicht als vollwertig annehmen durfte. Forscht man aber näher in den Vorgeschichten nach, dann stellt sich sowohl bei den einen wie bei den anderen heraus, daß die familiären Verhältnisse schlecht waren, daß es Ehezerwürfnisse gegeben hat, unmoralische Eltern, Kriminalität, Potatorium usw. Wenn man berücksichtigt, daß die frühe sexuelle Betätigung ungemein häufig ist, aber keinesfalls in einem nennenswerten Verhältnis zur Prostitution steht, so wird man für die Genese dieser die besonderen Gründe außerhalb der gewöhnlichen Sexualdepravation zu suchen haben.

Die Schwierigkeiten, die die Sexualdepravierte macht, sind gewiß nicht gering einzuschätzen. Wenn aber jemand da ist, der für die von ihr begangenen Sünden Verständnis hat und der die genügende Liebe besitzt, um das Mädchen wieder unter seine Leitung zu nehmen, dann muß sich, normale nervöse Verhältnisse vorausgesetzt, die Depravation wieder beheben lassen. Das gelingt auch regelmäßig bei intakten Familien und wird bei einer vernünftigen und nüchtern denkenden Mutter ohne Schwierigkeiten durchgeführt. Unterstützt wird dieser Prozeß allerdings durch eine persönliche Katastrophe, sei es, daß das Mädchen von ihrem Verehrer verlassen wurde, sei es, daß sie gravid geworden oder innerhalb ihrer Depravation in eine Kriminalaffäre geraten ist.

Die wichtigste Rolle der normalen Familie besteht darin, daß sie zu einer Zeit einschreitet, bevor die Sexualdepravation sich richtig entfaltet hat. Aufmerksame Eltern entdecken instinktiv die ersten Veränderungen, nehmen sie zum Anlaß, um auf die Jugendlichen Einfluß zu gewinnen, stoßen dabei gelegentlich auch auf einen Widerstand, der zu einem internen Krach führen kann. Dieser ist wohl nicht imstande, das erotische Objekt zu vernichten, macht aber doch aufmerksam und klärt die Situation. Damit ist selbstverständlich vieles gewonnen, wenn auch weitere Reibereien in der Familie bestehen bleiben. Die Jugendliche wird es sich überlegen, wegen einer gleichgültig gewordenen Sache mit ihrer Familie zu brechen, und das um so eher, je wertvoller ihr die Familie ist.

Es ist ferner zu überlegen, wieweit die sexuelle Aufklärung gegen die Depravation wirken kann: Von ganz besonderen Zufällen abgesehen, geht die sexuelle Aufklärung durch die Altersgenossen weit genug, um zu verhüten, daß jemand gegen sein Wissen in ein sexuelles Erlebnis hineingezogen wird. Für die Verhinderung der Depravation wird die Aufklärung aber nur sehr wenig leisten können, weil die Sexualität viel zu stürmisch von innen angefacht wird, als daß ihr mit verstandsmäßigem Wissen Widerstand geleistet werden könnte. Viel wichtiger ist es, daß den Jugendlichen Gelegenheit geboten wird, in Fällen ihrer seelischen Not sich vertrauensvoll an jemanden wenden zu können.

Die sexuelle Aufklärung soll damit nicht aufgehoben werden. Man darf nur nicht mehr von ihr verlangen, als sie zu leisten vermag. Die Jugendlichen sollen wissen, was sie zu tun haben und sie sollen auch den Versuch machen, sich selbst zur Wehr zu setzen. Es ist bloß sehr schwer, den Jugendlichen etwas zu verbieten, was ein Erwachsener selbst tut. Ein hervorragender

Schulmann (*Kauer*, Wien), hat dies an einem Elternabend sehr drastisch dargestellt. Er sagte: „Wir erzählen unseren Kindern, der Geschlechtsakt sei ein heiliger Akt, der nur dem Zwecke der Erhaltung der Art dienen soll. Und alle unsere Kinder wissen, daß wir durchaus keinen Nachwuchs mehr haben wollen und trotzdem mit unseren Frauen verkehren.“ Um dieses Dilemma wird man nicht so leicht herumkommen. Wichtiger ist es daher, wenn man auf die tatsächlichen Depravationserscheinungen hinweist, von der die Jugend am stärksten getroffen wird und wenn deshalb Bewegungen, die für eine keusche Jugend eintreten, unterstützt werden. Den Bestrebungen, die nach der anderen Seite gehen, die ein geschlechtliches Ausleben im jugendlichen Alter propagieren, muß die hohe Kriminalität und die starke Depravation, auch der heterosexuell tätigen Jugendlichen entgegengehalten werden. Auch sei darauf verwiesen, daß neurotische Komplexe bei sexuell sehr tätigen Individuen nicht ausbleiben, daß vor allem die Prostituierten davon in der schlimmsten Weise heimgesucht sind. Ferner wäre noch die Jugend darauf aufmerksam zu machen, wie leicht man sich durch sexuelle Handlungen mit dem Strafgesetz in Konflikt bringen kann. Weitaus der größte Teil der kriminellen sexuellen Handlungen der Jugendlichen sind auf ihre Unwissenheit zurückzuführen.

Kindliche Ungezogenheiten

Die Erziehung des normalen Kindes hat sich gegen eine Reihe von Zuständen, Gewohnheiten und Ungezogenheiten zu richten, denen man im späteren Leben, sowohl in den verschiedensten Formen der Psychose und Psychopathien, wie auch in den Verwahrlosungserscheinungen wieder begegnet. Es gibt keine Untugend und kein Laster, das sich im Keim beim jungen Kinde nicht findet und es gibt insbesondere keinen sozial störenden Affekt, mit dem die Erziehung in den ersten Kinderjahren nicht zu rechnen hat.

Wie in der Pathologie, fällt dem Zornaffekt in den ersten Kinderjahren eine große Bedeutung zu. Man begegnet ihm in seinen ersten Anfängen schon beim Säugling, wo er sich in den bekannten Schreikrisen entladet. Diese kommen dann zustande, wenn dem Säugling einer seiner Wünsche nicht erfüllt wird. Sie sind nur zum kleinsten Teil auf wirkliche Schmerzempfindungen zurückzuführen und lassen sich überdies deutlich in ihrer Färbung als Wut und Bosheit von dem wirklich schmerzhaften Schreien unterscheiden. Im späteren Kindesalter hat man neben den Schreikrisen Wutanfälle zu beachten, die sich im Niederwerfen, Strampeln, Stoßen und dergleichen äußern und die auch in den nächsten Jahren eine nicht zu unterschätzende Wirkung auf die Umgebung ausüben. Je jünger das Kind ist, um so brutaler und unvernünftiger kommt dies zum Ausdruck und unterscheidet sich in nichts von den Zorn- und Wutausbrüchen pathologischer Art, wie sie als Begleiterscheinungen psychotischer Zustände auftreten.

Das Kind, das der Sprache mächtig ist, findet für seine Zornanfälle leicht einen Ausweg im S c h i m p f e n. Bekanntlich eine Ungezogenheit, mit der auch der Erwachsene oft genug zu kämpfen hat und deren Ähnlichkeit beim Erwachsenen immer wieder auf die infantile Form hinweist. Sehr eigentümlich ist die Haftbarkeit der gemeinsten Schimpfwörter und Flüche, die das Kind in seiner Umgebung nur gelegentlich zu hören braucht, um sofort die richtige, wenn auch unerwünschte Anwendung zu finden. Bei größerer Breite und geringerer Tiefe des Affektes kommt das heranwachsende Kind zum N a c h r e d e n, zum M u r r e n und zu den eigentümlich schlagfertigen, spitzen und kecken Antworten, wie man sie bei Neurotikern (Hysterikern) zu hören gewöhnt ist. Von primitiveren Kampfmitteln verwendet das Kind das Anspucken von Personen, gegen welche sein Groll gerichtet ist, und das Zerstören und Zerreißen von Gegenständen, wie es auch zur persönlichen tätlichen Aggression übergehen kann.

Die Überlegung, wodurch eigentlich bei Kindern die meisten Zornanfälle ausgelöst werden, führt zu der Erkenntnis, daß die allerstärkste Quelle im Erziehungsakt selbst liegt. Das Verbieten, das Unterbinden vorhandener Triebe, der Befehl zu unbeliebten Handlungen löst die starke Opposition aus.

Die vergleichenden Psychologen setzen den S p i e l t r i e b der Tiere mit ihrem Z e r s t ö r u n g s t r i e b auf eine Stufe. Das Spielen des Kindes ist nicht wesentlich anders zu werten. Man wünscht, das Spielen möglichst in geordnete Bahnen zu bringen, weil das Zerstören aus rein materiellen Gründen nicht geduldet werden kann. Es gibt aber nichts, was die kleinen Kinder lieber tun, als zerstören und zerreißen; es ist ihnen genau wie den jungen Hunden das liebste Spiel und sie können nicht die Einsicht haben, daß ein wertvolles Buch oder eine kostbare Vase ihrem Trieb entzogen werden darf. Es wird immer die Kunst der Erziehung bleiben, diesen Zerstörungstrieb abzuschwächen, ohne damit eine stärkere Irritation hervorzurufen.

Findet sich der Zerstörungstrieb im späteren Kindesalter, dann ist er entweder mit tiefergreifenden psychischen Störungen und Abnormitäten in Zusammenhang zu bringen, kann allerdings auch durch eine verkehrte Erziehung, durch Verwahrlosung hervorgerufen werden. Bei Verwahrlosten, bei in Elend Aufgewachsenen, ist die Zerstörungssucht schon deshalb gar nicht gebändigt, weil sich ein anderer, nützlicher und notwendiger Trieb, das Streben nach persönlichem Besitz, nicht entfalten konnte. Es fehlt somit eine Hemmung, die verhältnismäßig leicht zu erreichen ist, wenn geordnete Verhältnisse vorliegen.

Der Affekt des Zornes zeigt sich als aktive Einstellung gegen Gebote und Verbote, die dem Kind unangenehm sind. Es ist die stärkste Form der Auflehnung, die als Unfolgsamkeit den primitiven Bestand der im jugendlichen Wesen gelegenen Instinktmassen zu bewahren sucht. Die Folgsamkeit gleicht Domestizierbarkeit, ist eine Eigenschaft des kulturfähigen Menschen. Sie findet sich nur dort nicht, wo das Triebleben durch eine besondere Kraft sich auszeichnet, was in der Regel mit verschieden pathologischen Zuständen zusammenhängt.

Bei neurotischen und neuropathischen Kindern kann das Versagen der Folgsamkeit so weit gehen, daß die gewöhnlichsten Funktionen eingestellt werden. Solche Kinder wollen nicht essen, nicht einschlafen, nicht aufstehen, sich nicht waschen lassen usw. Das sind Zustände, die beim normalen Kind nur dann eintreten, wenn es durch irgend einen Umstand besonders gereizt wird oder andauernd durch schlechte erzieherische Einflüsse in seinem dissozialen Benehmen bestärkt wurde.

Als eine der primitivsten positiven Leistungen für das Kulturleben ist die Gewöhnung an die Zimmer- und Bettreinheit aufzufassen. Die Schwierigkeit, mit der hier der Kampf gegen den ursprünglichen Zustand geführt werden muß, steht wieder im geraden Verhältnis zur Schwere des neuropathischen Bildes und im umgekehrten Verhältnis zur Intelligenz. Neben der früh infantilen Sorglosigkeit gegenüber der Lokalisierung der Exkremente findet sich auch ganz gewöhnlich die Freude am Herumschmieren und Spielen mit unappetitlichen Dingen. Das ganz junge Kind kommt, wenn es unbeaufsichtigt ist, sehr leicht in die Lage, sich mit seinen Exkrementen zu unterhalten, ja, es hat auch keine Scheu davor, sie in den Mund zu stecken. Die Erziehungserfolge auf diesem Gebiete scheinen ganz mechanisch zu erfolgen, denn im späteren Kindesalter ist diese Koprophilie lediglich als ein Symptom schwerster Entartung zu werten und ist höchst selten ein Verwahrlosungseffekt.

Anders steht es allerdings mit der Koprolalie, dem Schmutzreden, das im frühen Kindesalter beginnt und als Verwahrlosungserscheinung, ohne an eine bestimmte Gesellschaftsschichte gebunden zu sein, auch im weiteren Leben bestehen bleibt. Wieweit hier ganz primitive kindliche Eigenschaften erhalten bleiben und wieweit die Sexualsphäre hineinspielt, ist schwer zu entscheiden.

Die Reinlichkeit für den ganzen Körper muß ebenfalls langsam erzogen werden. Die Erziehung zur Reinlichkeit dauert wohl erheblich länger und bleibt in ihren Erfolgen an individuelle Verschiedenheiten gebunden. Gewisse Formen der Neuropathien scheinen besonders schwer für die Gewöhnung an Reinlichkeit ansprechbar zu sein. Es gibt eine Sorte von Kindern, die stets mit den Fingern in Nase und Ohren herumbohren und von dieser Gewohnheit nicht abzubringen sind. Dabei ist allerdings nicht außer acht zu lassen, daß auch konstitutionelle und raßliche Momente bei allen Fragen der Reinlichkeit in Betracht kommen.

Das Gegenteil der Unreinlichkeit, soweit sie sich auf den Körper bezieht und der Unordentlichkeit, bezogen auf Gebrauchsgegenstände, zeigt sich bei Kindern verhältnismäßig selten in der Pedanterie. P e d a n t i s c h e Kinder scheinen durchwegs besondere Formen der Neurose darzustellen. Nicht anders zu werten sind Kinder, die sich vor allem ekeln, die ein Grauen vor den verschiedensten Speisen haben und sehr wählerisch in ihrem Speisezettel werden. Vielfach spielen hier allerdings auch Verwöhnungseffekte hinein.

Mit der Sorge für den eigenen Körper steht nach der ästhetischen Seite die E i t e l k e i t in Zusammenhang. Sie findet sich vom zweiten, dritten Lebensjahre aufwärts in allen möglichen Formen. Das Kind ist gern im Mittelpunkt, will bewundert werden, es will geschmückt sein, vor anderen hervorstechen. Mit der Eitelkeit und der übertriebenen Selbsteinschätzung geht ein ebenfalls primitiver H o c h m u t einher, der, wenn er nicht im frühen Alter eingeengt wird, nie wieder verschwindet. Beide Eigenschaften treten in der Neurose verstärkt auf; sie sind gelegentlich als Überkompensation bei Minderwertigkeitsgefühlen aufzufassen (*Adler*). Sie scheinen aber in erster Linie an konstitutionelle Eigenschaften gebunden zu sein und werden durch die äußeren Umstände nur entsprechend gepflegt.

Es ist selbstverständlich, daß das h o c h m ü t i g e Kind ebenso wie der hochmütige Erwachsene in seinen altruistischen Gefühlen minder entwickelt ist. Der Zustand der Herzlosigkeit muß aber so ziemlich bei jedem Kinde erst überwunden werden. Wann dies der Fall ist, hängt wieder ganz von individuellen, beziehungsweise konstitutionellen Umständen ab, da es ja nicht unwesentlich ist, wie viel ein Kind an persönlichen Unannehmlichkeiten erlebt hat. Diese Unannehmlichkeiten führen zu den zwei entgegengesetzten möglichen Wirkungen: zu einer besonderen Verhärtung und zu einer ebensolchen Weichheit. Man wird daher die S c h a d e n f r e u d e am stärksten bei Kindern finden, die viele unangenehme Erlebnisse hinter sich haben, gleichgültig, ob unlustbetonte Zustände, die mit Erkrankungen zusammenhingen, oder Mißhelligkeiten, die von der Umgebung ausgegangen sind. Weniger auffällig, aber charakterologisch ebenso unleidlich ist das u n g e f ä l l i g e Kind, das ganz egoistisch eingestellt ist und seine Isolierung gegenüber der Umgebung womöglich noch stärker betont, als das schadenfrohe.

Ungefälligkeiten wird man gewöhnlich dort finden, wo das Kind einen gewissen Besitzstand zu wahren hat. Die Verbindung der Ungefälligkeit mit G e i z ist aus diesem Grunde leicht zu erklären. Das Besitzgefühl, das im Geiz seinen stärksten Ausdruck hat, ist frühzeitig entwickelt; zum mindesten sieht man schon beim Säugling das starke Festhalten an Gegenständen und die Abwehr bei deren Entziehung. Der Geiz tritt ohne alle erzieherische Beeinflussung auf und leistet jedem erzieherischen Einfluß den größten Widerstand. Er ist aber durchaus gebunden an bestimmte Formen von Kindern, und auch innerhalb einer Familie nur sporadisch vorhanden. Genau dasselbe gilt von seinem Gegensatz, der F r e i g e b i g k e i t, die sich mit fortschreitendem Alter zur unbeschränkten Verschwendung steigern kann. Sie tritt schon sehr früh auf und ist in der Regel eine schwere neuropathische Eigenschaft. Als solche verbindet sie sich mit allen möglichen Formen der Dissozialität und ist auch selbst, indem sie schrankenlos, triebhaft auftritt und zu ihrer Befriedigung auch vor Diebstählen nicht zurückscheut, als eine dissoziale Eigenschaft aufzufassen.

Der Trieb nach Besitz zeigt sich, und zwar ebenfalls sehr früh, in der B e g e h r l i c h k e i t und dem N e i d. Es handelt sich hier um Eigenschaften vollkommen normaler Kinder, für die erst im späteren Kindesalter bei entsprechender Konstitution ein gewisses Schamgefühl aufgebracht wird, während bei anderen, und zwar ebenfalls mehr konstitutionell gebunden, als erzieherisch beeinflußt, die Hemmungen gegen Begehrlichkeit und Neid ausbleiben, um beim erwachsenen Menschen erst recht unverhüllt zutage zu treten.

Das Buhlen um die Gunst der Umgebung tritt in der E i f e r s u c h t zutage. Auch sie ist eine frühe kindliche Eigenschaft, wie sie auch beim Tiere zu finden ist. Das Geltungsstreben wird durch sie besonders gefördert, anderseits wird sie innerhalb der Familie sehr lästig. Sie wird ein wesentlicher Faktor für die Einstellung der Geschwister gegeneinander, was besonders bei Kindern zu beachten ist, von denen eines ganz allein war, und bei jüngeren Kindern gegenüber den älteren. Die Erinnerung an Bevorzugung von Geschwistern durch die Eltern begleiten die Menschen durch das ganze Leben und sind nicht selten in den neurotischen Einstellungen erwachsener Geschwister gegeneinander nachzuweisen.

Das Streben nach der Gunst der Umgebung nimmt oft noch eine andere, ebenso lästige Form an. Die Kinder pochen auf ihre persönliche Kindlichkeit und auf die Begünstigung, die damit zusammenhängt. Sie gebärden sich wesentlich kindischer, als sie sind und geraten dadurch in eine D i s t a n z l o s i g k e i t (*Feldner*), die nur für eine ganz jugendliche Stufe berechtigt ist. Die Intimitäten, die sie sich bei diesen Gelegenheiten herausnehmen, richten sich gegen alle Personen, mit denen sie in Berührung kommen und führen zu einer Belästigung, gegen die man sich oft schwer schützen kann. Bei Kindern in den ersten Schuljahren handelt es sich gewöhnlich um Verwöhnungserscheinungen. Die Eltern selbst und noch mehr die von ihnen abhängigen Erzieher haben in ihrer Duldsamkeit eine besondere pädagogische Tugend gesehen. Daneben finden sich allerdings eine Reihe von pathologischen Zuständen, die dieses Symptom deutlich zeigen und auch in den späteren Jahren nicht verlieren. Ein Teil der Epileptiker und der Hyperthymiker sind davon stark betroffen.

Bei den Letztgenannten fällt sehr häufig das Alberne, Läppische auf, das durchaus nicht mit einem intellektuellen Defekt in Beziehung zu stehen braucht. Diese Kinder spielen die Rolle des Kasperls, des Witzemachers, auch wenn sie mit ihren Späßen keinen Eindruck hervorrufen. Sonderbarerweise treffen sie auch von selbst den Ton der komischen Figuren des Theaters und des Zirkus (dummer August), ohne daß direkte eigene Erfahrungen vorliegen. Es ist gar nicht ausgeschlossen, daß die Volkskunst und der Volkshumor eine Anleihe in der Kinderstube gemacht haben. Wenn aber die Kinder tatsächlich im Theater ihre Nachahmer gesehen haben, dann bleiben sie sehr fest in ihrer Wurstelbetätigung stecken. Im Schululk liegt zweifellos noch eine Menge derartiger Reminiszenzen und sie verlassen scheinbar den Menschen auch im höheren Alter nicht gänzlich, da eine Schulbank assoziativ immer wieder in diesem Sinne zu reizen imstande ist.

Der Erzieher steht bei diesen Eigenschaften vor einer Reihe schwieriger Aufgaben, die insbesondere an seine nervöse Disposition große Ansprüche stellen. Die Möglichkeit, die genannten aktiven Eigenschaften in ein vernünftiges Fahrwasser zu leiten, sind aber noch immer größer, als wenn er es mit frühreifen, altklugen, sozusagen alt auf die Welt gekommenen Kindern zu tun hat. Mit dem Kindhaften kann man sich abfinden. Der Gravität, der Arroganz und der Überlegenheit gegenüber ist man machtlos. Wieder dreht es sich um raßliche, beziehungsweise konstitutionelle Eigenschaften oder um den Erwerb durch eine alberne oder übermoderne Erziehung.

Andere Schwierigkeiten und Bedenken hat der Erzieher zu überwinden, wenn er die Lügenhaftigkeit eines Kindes bekämpfen will. Der an sich schwache, hilfsbedürftige, kindliche Mensch muß instinktiv zu seiner Sicherung Listen und Kniffe anwenden, um sich seine Lage wenigstens kurzfristig zu erleichtern. Die Überlegung, wieviel einem Kind verboten werden muß, wieviel einem Kinde aufgetragen wird, wieviel Verbote es daher übertreten, wieviel Gebote es nicht beachten wird, führt ohne jede Schwierigkeit zur Annahme, daß eine unangenehme Situation für das Kind sich sehr leicht entwickeln kann. Es ist daher naheliegend, daß sich Lüge und Falschheit sehr früh entwickeln und man muß ohneweiters zugeben, daß auch hier die Parallele im Tierreiche nicht fehlt. Man hat daher in der Lüge eine gute primitive Sicherung des Individuums im späteren Kampf ums Dasein zu erblicken und braucht darüber nicht pharisäisch die Augen zu verdrehen, wenn man auch alle Mittel der Erziehung in den Kampf gegen Unaufrichtigkeit und Lüge zu stellen hat. Das Wichtigste bleibt, daß das Kind zu wissen bekommt, daß es nicht allein so klug ist, sondern, daß es Klügere gibt. *Ein Erzieher darf überhaupt nicht anzulügen sein.*

Anderseits können Kinder, die man zu *Wahrheitsfanatikern* erzieht, erst recht in innere Konflikte geraten. Es gibt bekanntlich Eltern, die eine besondere Angst davor haben, ihren Kindern auch nur einmal die Unwahrheit gesagt zu haben, die aus diesem Grunde Storch- und Weihnachtsmärchen ablehnen und auch sonst sich in ihrem ganzen Verhalten als Wahrheitsfanatiker gebärden. Der Konflikt kommt schließlich dadurch zustande, daß eine absolute Konsequenz auch in der Familie auf die Dauer nicht durchführbar ist. Und überdies darf man nicht vergessen, daß Menschen in einer Welt, wo so viel gelogen wird, doch dahinter kommen, daß sie mit ihrer Wahrheitsliebe die Gefoppten sind. Anderseits sind ahnungslose Menschen, die sich eine ideale, lügenfreie Welt aufgebaut haben, so wehrlos, daß von einem Kampf ums Dasein überhaupt keine Rede sein kann. Aber meistens handelt es sich bei diesen um eine neurotische Schwäche, während der Normale, allerdings mit einem gewissen Konflikt, darüber hinwegkommt.

Je stärker die kindliche Lüge in den späteren Jahren im Vordergrund bleibt, um so mehr kann allerdings auf neurotische Schwächezustände geschlossen werden. Der Neurotiker, der Psychopath hat innerhalb seiner Unsicherheit stets so viel zu verbergen, daß er dadurch immer wieder in die Verstellung und in die Lüge gedrängt wird. Die Bezeichnung „*lügenhaft, nicht wahrheitsliebend*" der Schulberichte gehören ebenfalls hieher. Dieselbe innere Schwäche ist auch durch schlechte Behandlung, durch Beschämung künstlich herzustellen. Die Verlogenheit, die auf diese Art zustande kommt, sitzt sehr tief und ist in ihren abgeschwächten Formen der *Unaufrichtigkeit* und *Verschlossenheit* eine der zähesten Ungezogenheiten.

Forensisch wäre dieses Verhalten der Kinder zur Lüge sehr von Bedeutung, was aber zweifellos noch zu wenig gewürdigt wird. Kinder sind gegenüber Erwachsenen unlogische, ungeschickte Lügner, wenn sie einen Tatbestand zu verheimlichen haben. Das Gerichtsverfahren wird allerdings nicht wesentlich gestört, weil die Lügen vollkommen durchsichtig sind. Bloß Lügengewebe, die von mehreren Kindern stammen, können eine größere Verwirrung herbeiführen, was übrigens auch für alle disziplinären Vergehen im Schul- und Institutsleben gilt. Schlecht bestellt ist es auch nach den bestehenden Gesetzen mit den Kindern, die dort die Wahrheit sagen, wo ihre Schuld gar nicht gut nachweisbar wäre. Bei dieser Gelegenheit sieht man reuige, wirklich anständige, edel empfindende Kinder, die mit ihrer Wahrheitsliebe in eine Lage geraten, die man ihnen eben deswegen vollständig ersparen sollte. Eine solche Verhandlung muß das Kind mit der schwersten Enttäuschung seines Lebens verlassen.

Dissozialität und Kriminalität

Handlungen, die eine Störung des Gemeinschaftslebens hervorrufen, werden als d i s s o z i a l bezeichnet. Im besonderen Falle, wo eine dissoziale Handlung auch gegen das Strafgesetz verstößt, spricht man von K r i m i n a l i t ä t. Eine Untersuchung aller dissozialen Handlungen ergibt, daß immer wieder die Betätigung von Instinkten und Trieben, die für den nicht domestizierten Menschen von Bedeutung waren, im Spiele ist. Zum Unterschied von anderen Instinkten, die sozial und individuell ihre Bedeutung beibehalten, werden gewisse Instinkte und Triebe durch die Kultur zurückgedrängt, hinter eine Kulturschichte geschoben, aus der sie gelegentlich hervorbrechen können.

Es handelt sich hier um ein anziehendes, altes, psychologisches Problem, das in neuerer Zeit im Sinne *Darwins* und *Spencers* besonders durch die englischen und amerikanischen Psychologen *Mac Dougall, Thorndike, Shands, Dravers* und andere wieder aufgenommen wurde. Bei verschiedener Systematik und bei zahlreichen, strittig gebliebenen Punkten in der Einzelauffassung zeigen sie alle, wie sich sowohl Ungezogenheiten als auch wirkliche Dissozialitäten auf bestimmte Instinkte zurückführen lassen. Sie führen den Beweis so deutlich, daß man sich ohne jede Denkschwierigkeit ihren Darlegungen fügen kann.

Der wohlerzogene normale Mensch, der glatt durchs Leben kommt, ist das Beispiel der gelungenen Domestikation. Daß bei ihm die gemeingefährlichen Instinkte vorhanden waren, beweist seine Kindheit. Sie sind ihm damals auf die verschiedensten Arten abgewöhnt worden. Daß sie nicht abgestorben sind, wird durch die Anstrengung bewiesen, die er gelegentlich aufbringen muß, um sie zurückzuhalten. Er kennt also alle aus dem eigenen Vorstellungsleben.

Daß jemand ein wohlerzogener Mensch ist, hängt von mehreren Bedingungen ab: Vor allem muß er überhaupt erzogen werden, er muß auch erziehbar gewesen sein und es dürfen die Früchte der Erziehung nicht durch einen exogenen oder endogenen Prozeß vernichtet werden. Das Erziehungsobjekt setzt den Erziehungsbestrebungen konstitutionell und konditionell verankerte Verhältnisse entgegen. Schließlich muß es davon abhängen, ob die oberflächliche Kulturschicht den gewöhnlichen Anforderungen des Lebens überhaupt gewachsen ist, ob erst besondere Verhältnisse einen Riß in sie hineinbringen, um die Instinkt- und Triebmassen an die Oberfläche gelangen zu lassen. Endlich ist es auch denkbar, daß aus rein endogenen Gründen die sozial entwickelte Psyche eine Veränderung erleidet, daß alles das, was schon einmal richtig aufgebaut war, durch einen krankhaften Prozeß abgebaut wird.

Der Zusammenhang von schwerwiegender Dissozialität mit einer Erkrankung, die man von ihren Anfängen an beobachten kann, ist durch die Kenntnis der Encephalitis lethargica deutlich sichtbar geworden. Innerhalb eines Jahres, nach dem Ablauf der eigentlichen Krankheitserscheinungen, haben sich bei den Betroffenen die verschiedensten Bilder der Dissozialität gezeigt und sind in ganz besonders grotesken Kriminalfällen hervorgetreten. In allen Ländern und in allen Bevölkerungsschichten wurden die gleichen Beobachtungen gemacht. Es ist wohl möglich, daß vielfach eine erbliche Belastung vorliegt, daß von Haus aus ein günstiger Boden für das Zustandekommen des Krankheitsprozesses vorhanden war. Aber bis zu ihrer Erkrankung waren diese Menschen ganz einwandfrei und sind danach, ohne daß die geringsten Intelligenzstörungen aufgetreten wären, in ihren lasterhaften Lebenswandel geraten. Ihre Dissozialität macht sich im häuslichen Milieu durch Ungezogenheiten geltend, die einer weit zurückliegenden Kindheitsperiode entsprechen. Sie schlagen, kratzen, beißen, treiben Unfug, machen die albernste Opposition. Daneben gibt es Diebstähle, Messerstechereien, Veruntreuungen. Die Instinkte, die mit dem ursprünglichen Triebe des Besitzergreifens, der Jagd, dem Sammeln (im Sinne der genannten Autoren) zusammenhängen, toben sich hier ebenso aus wie in der ersten Jugend. Hingegen ist der Besitzstand an allem, was das Kind an Hemmungen, Pflichtgefühlen, Religion, Verachtung des Bösen, Zweckmäßigkeitsgedanken früher erworben hatte, vollständig verloren gegangen. Man kann sich vorstellen, daß die Domestikationsrinde von den Trieben, die unter ihr geschlummert haben, jäh durchbrochen wird. Die pathologische Erklärung kann von zwei Seiten erfolgen. Entweder sind, durch den zerebralen Reizzustand angeregt, die Triebe wesentlich gewachsen oder es hat die Domestikationsschichte selbst durch den Krankheitsprozeß einen Schaden erlitten. Festzustellen, ob die eine oder die andere Möglichkeit vorliegt, ist nach dem Stande unseres Wissens von den diesbezüglichen gehirn-physiologischen Tatsachen nicht möglich.

Der Enzephalitiker ist in seinem ganzen Triebleben, sei es, daß sich dieses durch Ungezogenheiten im Hause oder in der Kriminalität äußert, vollkommen unbeeinflußbar. Er ist unter keinen Umständen zu bewegen, die ihm eigentlich zur Verfügung stehende, wohlerhaltene Intelligenz in den Dienst einer Regulierung seiner Triebe zu stellen. Er ist für jede Art der Erziehung unzugänglich und auch mit den derzeit verfügbaren Maßnahmen nicht zu behandeln.

Er verhält sich nach dieser Richtung hin auch anders als der dissoziale Psychotiker, bei dem es gewöhnlich noch zu einem Abbau der Intelligenz gekommen ist, und er verhält sich anders als die meisten Psychopathen. Auch bei diesen Krankheiten und Abnormitäten wäre das Spiel der Triebe mit den intellektuellen und kulturell wirksamen Kräften ins Auge zu fassen. Für die vorliegende Betrachtung wäre insbesondere das Verhalten der Psychopathen zu beleuchten. Gegenüber dem Enzephalitiker muß man auch beim kopflosesten, dissozialen Psychopathen zugeben, daß er für die Erziehung gewisse Angriffsflächen bietet. Er ist wenigstens kurzfristig erzieherischen Einflüssen zugänglich, er ist nicht so weit entartet wie der Enzephalitiker. Bildlich ausgedrückt, könnte man sagen, daß seine Domestikationsrinde wenigstens vorübergehend künstlich herzustellen ist, zum Unterschied von Enzephalitikern, wo alle Versuche mißlingen. Das setzt eine Willensbeteiligung des Psychopathen voraus.

Damit wird auch die heute übliche, forensische Beurteilung des Psychopathen verständlich. Wenn man auch die Annahme gelten lassen muß, daß die von der Kultur zurückgedrängten Triebe so häufig hervorbrechen, daß man an eine ihnen innewohnende, besondere Kraft zu glauben hat, so kann man doch einen absoluten Ausfall des profanen Willens nicht annehmen. Die Bestrebungen des Strafverfahrens gegen Jugendliche tragen diesem Umstand auch tatsächlich Rechnung. Das Strafverfahren mit der bedingten Verurteilung und mit dem Einsetzen der Fürsorgeerziehung, beziehungsweise fürsorgerischer Maßnahmen findet bei Psychopathen genügend Angriffspunkte und hat diesem Umstand seine Erfolge zu verdanken. Dafür spricht auch die Tatsache, daß die meisten Psychopathen starke Neigung zur Komplexbildung haben, was mit Fehlern des Familienlebens, mit traurigen Erfahrungen in der Kindheit, sexuellen Erlebnissen und dergleichen in Zusammenhang steht. Da diese Komplexe bei Psychopathen, wenigstens solange man sie in der Hand hat, zu beeinflussen sind, steht man vor einer zwar schwierigen, aber nicht undankbaren Aufgabe.

Psychopathen und psychotisch Erkrankte pflegt man in ihren Anlagen als fixiert zu betrachten. Die Möglichkeit, daß bei ihnen durch die Triebe die Kulturschichte durchbrochen wird, ist gewissermaßen latent, Rückfälle sind aus diesem Grunde nie mit Sicherheit auszuschließen. Ganz anders muß es sich dort verhalten, wo eine verbrecherische Handlung nur gelegentlich erfolgt oder wo plötzlich eine Dissozialität im häuslichen Kreise an Boden gewinnt. Auch hier kann es sich nur um einen Durchbruch im selben Sinne handeln.

Die hieher gehörigen Fälle sind von der verschiedensten Art und haben auch, dementsprechend, voneinander abweichende Mechanismen. Ein sehr gewöhnliches Vorkommnis ist es zweifellos, wenn die Kulturschichte aus lediglich im Milieu liegenden Gründen niemals zur Ausbildung gekommen ist. Dann handelt es sich um die gewöhnliche Verwahrlosung. Die Kulturschichte kann aber auch exogen verschiedene Schäden erlitten haben, wie sie zum Beispiel die Störung des familiären Gleichgewichtes mit sich bringt. Der biologisch wirksame Faktor des Familienlebens versagt in einer sehr wichtigen Aufgabe, in der Aufzucht eines sozialen Menschen. Alles, was mit den familiären Konflikten zusammenhängt, gewinnt so an Bedeutung.

An dieser Stelle schieben sich wieder die sexuellen Motive ein und zwar sind es solche Erscheinungen, die mit dem physiologischen Entfachen der Sexualität in Zusammenhang stehen. J e g e s ü n d e r, j e b r u t a l e r sich die Sexualität entfaltet, um so leichter kommt es zum familiären Konflikt und in seiner Folge zu einer Depravation, die als solche wieder nichts anderes bedeutet, als einen Riß in der Kulturschichte, durch den das instinktive Triebleben hervorbricht.

Es ist daher kein Wunder, daß sich sowohl unter den weiblichen wie unter den männlichen jugendlichen Kriminellen nicht nur sexuell, sondern auch sonst v i t a l vollkommen entwickelte Menschen befinden, die mit beiden Füßen im Leben stehen könnten. Sieht man von den sicher nicht spärlichen Fällen mit Intelligenzdefekten ab, so muß man feststellen, daß viele vollkommen normale Menschen kriminell werden, und man kann nur darüber erstaunen, wie unendlich schwer es ist, gerade sie wieder auf den rechten Weg zu bringen.

Auffälligerweise v e r s a g e n bei diesen Elementen die bedingte Verurteilung und die fürsorgerischen Maßnahmen sehr häufig. Man hat geradezu das Gefühl, daß die Mittel, die hier angewendet werden, durchaus nicht zweckentsprechend sind. Überlegt man die Tatsache, wie viele gute Erfolge die Psychopathenfürsorge aufzuweisen hat, dann kann man nur zu dem Schluß kommen, daß eine P s y c h o p a t h e n f ü r s o r g e d u r c h a u s k e i n e F ü r s o r g e f ü r n o r m a l e M e n s c h e n i s t und daß man für die normalen Rechtsbrecher nach neuen, besseren Mitteln zu suchen hat. Denn, wahrlich, die Zeit vor der Psychopathenfürsorge hat den Normalen ebenfalls herzlich wenig geholfen!

Man weiß, daß die meisten Verbrecher im Alter zwischen zwanzig bis vierundzwanzig Jahren stehen, somit im Alter der gewöhnlich stärksten sexuellen Entwicklung und der lebhaftesten Entfaltung der Sexualität. Die triebhafte Aggression geht offenbar mit den genannten Erscheinungen parallel. Es ist daher auch die besser entwickelte Intelligenz und die größere Erfahrung dieser Leute, die jenseits des kalendarischen Pubertätsalters stehen, nicht imstande, ihr Triebleben entsprechend zu regeln. Es muß sich also sowohl bei den vorzeitig entwickelten Jugendlichen wie bei der Hauptzahl der zwischen zwanzig und vierundzwanzig Jahren stehenden Verbrecher um denselben Mechanismus handeln. Das brutale Auftreten der Sexualität bewirkt den Riß in die Kultur- und Erziehungsschichte; dem Triebleben ist somit freie Bahn geschaffen. Mit Bezug auf die Ähnlichkeit, die zwischen den jugendlichen Schwerkriminellen und der Mehrzahl der Verbrecher besteht, könnte man von einer „Criminalitas praecox" sprechen.

Der Verwahrloste, dessen Domestikation zu spät in Angriff genommen wurde, ist ebenfalls nicht leicht aus einer einmal eingeschlagenen Verbrecherlaufbahn herauszubringen. Eine andere Frage ist es, wie man sich die gelegentlichen Delikte erklären kann und ob sie in ihrer Mehrzahl überhaupt als solche zugegeben werden können. Man hat ja zu bedenken, daß auch schwer dissoziale Menschen niemals kriminell werden müssen und daß bei einem ersten Delikt auch eine gute Leumundsnote vorliegen kann, die für das wirkliche Wesen gar nichts aussagt. Damit schränken sich die Gelegenheitsdelikte eigentlich auf solche Fälle ein, bei denen eine besondere Affektlage — es braucht durchaus kein krankhafter Affekt zu sein — zum Verbrechen führt. Auch das kann mit einem eruptiven Durchbruch der Instinkte erklärt werden. Der Affekt des Zornes mit seinen verschiedenen Wurzeln, Eifersucht, Ehrgeiz, Beleidigung, kurz alles, was mit dem Kampfinstinkt in Verbindung steht, kann unter Umständen so stark anwachsen, daß sich daraus jede Katastrophe ohne Schwierigkeit verstehen läßt.

Der Kulturmensch mit einer wirklich guten Erziehung lernt als oberstes Prinzip das „more countenance". Der englische Begriff bringt das Zusammenhalten zum Ausdruck und kommt damit den eben dargestellten Vorstellungen wesentlich näher als das deutsche „Haltung". Dieses Gebot zur Straffung des persönlichen Willens ist ein empfindliches Reagens auf wirkliche persönliche Kultur, und der denkende vollwertige Mensch müßte sich auch stets darüber im klaren sein, wie stark seine Triebe durch die Verhältnisse der Zeit und seines Lebenswandels gestiegen sind. Das Bewußtsein der inneren Spannung muß jeden vor Explosionen schützen, denen er im Sinne der Kriminalität oder mindestens im Sinne einer persönlichen Dissozialität verfallen könnte.

Psychopathische Erscheinungen

Unter den Begriff der Psychopathie lassen sich, wie bereits aus früheren Bemerkungen hervorgeht, sehr verschiedenartige Zustände einreihen. Alle möglichen Erscheinungen, die mit den großen Psychosenkreisen in Zusammenhang stehen, gehören ebenso dazu wie solche, die zu ganz andersartigen nervösen Erkrankungen Beziehungen aufweisen. Es sei nur daran erinnert, wie vielfach psychopathische Erscheinungen sich im Gefolge der Epilepsie finden, wie häufig der Veitstanz mit Charakterveränderungen einhergeht. Da sich derartige Zustände vielfach auf gutbekannte Veränderungen des Gehirns zurückführen lassen, hat man allen Grund dafür, anzunehmen, daß ein Teil der psychopathischen Erscheinungen gehirnpathologisch zu erklären ist.

Die Begriffe „Psychopathie‘ und „Neuropathie“ werden im jetzt üblichen Sprachgebrauch vollständig wahllos zusammengeworfen. Rein ethymologisch gebraucht, wäre dies nicht nötig. Mit dem Ausdruck Psychopathie kann man das Wesen der Abnormität zu den psychotischen Erkrankungen in Beziehung bringen. Dabei hat man vor Augen, daß bei diesen Zuständen keine grob anatomisch nachweisbare Grundlage vorhanden ist. Der Psychopathie gegenüber stehen alle jene Zustände, bei denen der nervöse Apparat selbst Schaden erlitten hat. Es wäre somit eine Trennung von Psychopathie und Neuropathie auch nach einem ätiologischen Gesichtspunkt möglich. Praktisch ist sie wohl nicht gut durchführbar, weil es ja sehr oft nicht gelingt, im Einzelfall eine auch wirklich vorhandene anatomische Grundlage nachzuweisen.

Man hat sich daran gewöhnt, die Ausdrücke Psychopathie und Neuropathie hauptsächlich dort zu gebrauchen, wo das Krankheitsbild durch eine mehr oder weniger schwere Dissozialität in den Hintergrund geschoben wird. Im Sinne der früheren Auseinandersetzungen lassen pathologische Zustände das Triebleben häufig in gesteigerter Weise hervortreten. Da es noch andere Triebe gibt als solche, die sich in aggressiven Akten ausleben, wie zum Beispiel der Fluchttrieb, der gewissermaßen das Negativum zum Kampftrieb vorstellt und unter gar keinen Umständen zur Dissozialität führen kann, könnte man auch alle Erkrankungen, die sich auf dieses Gebiet beziehen, als Psychopathien bezeichnen. Hier stößt man aber auf einen andern, gleichfalls festgelegten Begriff: die Neurose. Ein wesentlicher Unterschied im Mechanismus der neurotischen und psychopathischen Krankheitsprozesse ist wohl nicht vorhanden; aber praktisch muß schon mit Rücksicht auf die bestehende Nomenklatur die Trennung beibehalten werden.

Die Literatur, insbesondere *Birnbaum* in der Einleitung zu

seiner Monographie über den psychopathischen Verbrecher, spricht von „einer allgemeinen pathologischen Gefühlsartung der Verbrecher". Derartige Feststellungen bleiben immer subjektiv. Es hängt davon ab, ob man das pathologische Gefühl meint, das sich innerhalb einer bestimmten Dissozialität entwickelt, oder ob man bloß eine Gefühlsentartung gelten läßt, die den Betroffenen durch sein ganzes Leben begleitet. Im ersteren Falle handelt es sich um Folgezustände, im letzteren um eine konstitutionelle Anomalie, die ihre besondere Bedeutung hat.

Tatsächlich gibt es psychopathische Formen, bei denen von vornherein ein pathologischer Moraldefekt besteht, die gewissermaßen geborene Verbrecher sind und auf die auch der im Lauf der Zeit ungemein erweiterte Begriff der „Moral insanity" zu beschränken wäre.

Es ist gewiß kein Zufall, daß zahlreiche Beobachtungen von besonders bösartigen Kindern und Jugendlichen ergeben, daß diese auch in körperlicher Beziehung gut zusammenpassen. Es sind zumeist kleine, kräftige Menschen mit sehr starkem Knochenbau, insbesondere derben Gesichts- und Schädelknochen, mit ausgezeichnetem, fast gar nicht kariösem Gebiß und sehr sehniger Muskulatur. Sehr charakteristisch ist bei den meisten eine Unterentwicklung des Genitalapparats und auch im späteren Alter ein sehr infantiles Aussehen. Bei weiblichen Vertretern dieser Gruppe ist die Katzenphysiognomie das Gewöhnliche. Neurologisch haben sie die Besonderheit, daß sie gegen körperliche Schmerzen fast unempfindlich sind. Sie sind aber auch durch ihre verminderte Krankheitsempfänglichkeit in einer sehr günstigen Lage. Entsprechend ihrer körperlichen Entwicklung sind demnach solche Menschen reine Aggressionsformen, die eben durch ihre körperliche Entartung für jede Form des Angriffes und der Verteidigung vorbereitet sind.

Die Entwicklung dieser Menschen läßt sich von ihrer frühen Kindheit bis spät hinein ins höhere Lebensalter gleichsinnig verfolgen. Schon als Säugling sehr bösartig und ungebärdig, werden sie bereits im Kleinkindesalter die Qual ihrer Umgebung. Nur ganz wenige Personen sind imstande, sie zu besänftigen und ihre Wildheit zu ertragen. Eine eigentümliche Beobachtung lehrt, daß derartige Kinder noch am besten bei alten Frauen, insbesondere bei ihren Großmüttern, gehalten werden, was leicht zu dem Fehlschluß verleitet, daß sie erst durch die großmütterliche Erziehung so geworden sind. Die eigene Mutter oder eine jüngere fremde Pflegefrau versagt bei diesen Kindern und sie werden so lange fortgeschoben, bis sich jemand, und das ist eben immer eine alte Frau, bereit findet, sie zu übernehmen.

Im Schulalter werden diese Kinder der Schrecken aller Lehrer, sie stören den Unterricht, terrorisieren die Mitschüler, verleiten sie zu bösen Streichen, verüben alle möglichen Bosheiten, man kann sie am besten als kleine, bösartige Kobolde auffassen. Etwas älter geworden, sieht man sie als die kindlichen Vertreter der Schwerverbrecher; Mordtaten, Raubanfälle, Brandstiftungen werden vielfach durch sie verübt. Im Anschluß an ihre Missetaten zeigen sie immer die gleiche Apathie, die sie mit einer gewissen Kindlichkeit gut zu verbinden verstehen.

Für den fachlich geschulten Beobachter ist die Reuelosigkeit, die Gefühllosigkeit und die Unbeeinflußbarkeit solcher Kinder vollkommen klar. Viel schwieriger ist es, Laien, darunter auch Richtern und Erziehern, die Gefährlichkeit und Unverbesserlichkeit solcher Kinder klarzumachen. Der Sachverständige wird in seinen Ausführungen niemals so bezweifelt, als wenn er die Diagnose und Prognose des richtigen moralischen Defekts stellt.

Das Katzenhafte, Anschmiegsame, das viele dieser Menschen haben, bringt es mit sich, daß sie innerhalb der geschlossenen Anstalt und auch im Gefängnis als gut führbar gelten und auch wirklich in disziplinärer Hinsicht keine Schwierigkeiten machen. Sie sind auch diejenigen, an denen die Anstalt ihre bittersten Enttäuschungen erlebt. Anderseits ist nicht außeracht zu lassen, daß eine große Reihe von solchen Menschen ein höheres Lebensalter erreicht, ohne mit der Behörde in Konflikt geraten zu sein. Es zeigt sich auch bei dieser Art der Abnormität, daß es lediglich davon abhängt, welche Formen der Aggression gebraucht werden, ob mehr mit Hinterlist und Falschheit oder mit offener, unverhüllter Brutalität vorgegangen wird. Aus diesem Grunde ist man nie sicher, derartige Leute auch in höheren Stellungen zu finden und es ist sogar mit einer gewissen Bestimmtheit anzunehmen, daß günstige soziale Verhältnisse das wirkliche Wesen eines solchen Menschen ganz verdecken. Zufällige Überraschungen, Veränderungen, die mit dem Vorleben in vollem Widerspruch stehen — allerdings nicht mit den ersten Erfahrungen der Kindheit — sind auf diese Weise zu erklären.

Die Grausamkeit spielt bei allen genuinen moral insanes eine große Rolle. Zum mindesten tritt sie dann hervor, wenn irgend ein egoistisches Ziel sie als zweckmäßig erscheinen läßt. Die Grausamkeit als Selbstzweck kommt aber auch für sich allein vor, ohne daß irgend ein Ziel dabei verfolgt wird. Auch hier zeigt sich ein primitiv vorhandener Trieb, der durch irgend einen krankhaften Prozeß oder durch die Verwahrlosung bloßgelegt wird. Die Grausamkeit tobt sich nicht nur gegen wehrlose Mitmenschen, sondern auch gegen Tiere aus, führt zu den scheußlichsten Handlungen; es wird vielfach behauptet, daß sie stets von sexuellen Gefühlen begleitet ist; in vielen Fällen liegt der Zusammenhang klar zutage. Es gibt aber im jugendlichen Alter auch viele Grausamkeiten, die gar keinen sexuellen Beigeschmack haben. Es sind vielleicht Menschen, die in der Zukunft innerhalb ihrer Sexualität die Grausamkeit entfalten können. Das, was man gelegentlich der Beobachtung der grausamen Handlung bei ihnen sieht, ist nichts anderes als die Lustbetonung einer Situation, die sich aus der Befriedigung ihres Grausamkeitstriebes ergibt.

Die Beobachtung an Psychopathen verschiedener Art macht die letztere Annahme sehr wahrscheinlich. Dasselbe gilt von den psychopathischen Formen der Tierquälerei, die sich bei eigenen Dispositionen besonders dort entwickelt, wo eine entsprechende Gelegenheit vorhanden ist. Daher ist die Tierquälerei bei Stadtkindern eine große Seltenheit. Es muß sich bei diesen Menschen nicht gerade um die Freude am physischen Schmerz eines anderen Wesens handeln; sehr häufig begnügen sie sich mit der bloßen Sachbeschädigung, mit unappetitlichem Schabernack (Beschmutzung, Beschmierung mit Kot, Urin usw.), durch die sie an schwächeren Elementen ihr Mütchen kühlen. Trotz dieser gewiß sehr häßlichen Eigenschaften braucht eine allgemeine Depravation nicht vorzuliegen, ja, es ist sogar möglich, daß solche Kinder und Jugendliche diesbezügliche Missetaten aufrichtig bereuen, wenn sie auch periodisch dazu zurückkehren.

Ähnlich isoliert findet sich eine zweite Eigenschaft des genuinen moral insane, die Gefühlsstumpfheit, bei Psychopathen der verschiedensten Art. Diese G e f ü h l s s t u m p f h e i t äußert sich als perverse Erscheinung, bei Unglücksfällen in der Familie in absoluter Teilnahmslosigkeit. Diese Teilnahmslosigkeit hindert solche Menschen aber auch nicht, Freundschaften zu schließen oder zumindest sich als Freunde zu bewähren. Es sind kältere Egoisten mit einer deutlich schizoiden Färbung. Dabei können altruistische Einstellungen vollkommen entwickelt sein und sich im ganzen Leben praktisch auswirken. Dieser Art von Menschen schließen sich andere an, bei denen neben dem Fehlen jedes altruistischen Gefühls auch jeder vernünftige Egoismus zu fehlen scheint. Sie sind genau so gleichgültig gegen sich selbst, gegen ihre eigenen Verhältnisse, wie gegen die Interessen ihrer Mitwelt. Das kann sowohl mit einer heiteren wie mit einer düsteren Stimmung verbunden sein. Die heiteren Formen dieser personalen Vernachlässigung finden sich unter Vagantennaturen und in der Prostitution; die depressiven Formen führen mehr zu den katatonen Erscheinungen der Schizophrenie.

Die persönliche Vernachlässigung charakterisiert ihrerseits auch alle l e i c h t s i n n i g e n Menschen. Der Leichtsinnige lebt dem Augenblick, ist oberflächlich, läßt seine Umgebung außeracht und denkt nicht an seine eigene Zukunft. Bei der Beschreibung der zyklischen Typen werden sie erörtert werden. Es sind aber nicht nur die Maniker und Hyperthymiker leichtsinnig, man findet diesen Leichtsinn vielmehr auch bei anderen Menschen, bei denen die Stimmungslage gar nicht in den Vordergrund tritt. Eine führende Rolle spielt dabei die Genußsucht. Das Verlangen nach Vergnügen und Abwechslung ist die Triebfeder des Leichtsinnes und dazu kommt das Bestreben, alles möglichst ohne Arbeit und Bemühung zu erreichen. In den höheren Schichten bildet sich auf diese Weise eine Art von sozialem Parasitentum, in den niederen Schichten eine Neigung zur Prostitution beider Geschlechter oder zu Berufen, die sich lediglich mit dem Vergnügen befassen. Sonderbarerweise ist unter den leichtsinnigen Naturen eine große Reihe solcher, bei denen die Psychopathie sich so vollkommen im Leichtsinn und in der leichten Lebensauffassung erschöpft, daß sie trotz der verderbtesten Umgebung vor einer weiteren Dissozialität und Kriminalität bewahrt bleiben. So gibt es Menschen, die in Vergnügungslokalen, Bars, Künstlertruppen aufwachsen, mit den ganzen Gepflogenheiten ihrer Gesellschaft vollkommen vertraut sind, sich ganz als zu ihnen gehörig betrachten und trotzdem niemals auf eine schiefe Bahn kommen.

Dies zum Unterschied von ihren vielen leichtsinnigen Genossen, die ununterbrochen die Behörden beschäftigen, die keiner richtigen Arbeit nachgehen, von der frühesten Jugend an jeder geregelten Tätigkeit ausgewichen sind und sich auch schon im Schulleben durch ein vollständiges Ignorieren der Schulvorschriften und der damit verbundenen Folgen bemerkbar machten. Der behördlichen Obrigkeit wird im späteren Leben dieselbe Respektlosigkeit entgegengebracht. Auch die vielen Strafen bleiben wirkungslos.

Als eine weitere Form der personalen Vernachlässigung wäre die pathologische Verführbarkeit aufzufassen. Es handelt sich dabei um Menschen, die im gegebenen Augenblick die gebotene Vorsicht vergessen und unter dem Einfluß jeder neuen Situation durch jedermann zu verleiten sind. Gegenüber den früher beschriebenen Leichtsinnigen besteht ein Verhältnis wie zwischen einer habituellen Neigung zu einer gelegentlichen Disposition. Diese gelegentliche Disposition kann sich kriminell sehr unangenehm bemerkbar machen, indem die Betroffenen einem sogenannten Freund nicht nein sagen können und bei einer begleitenden Leichtgläubigkeit auf alles eingehen. Neben diesem Einfluß bestimmter Personen hat man bei diesen Naturen auch mit den Schäden zu rechnen, die durch Lektüre, Kino, Schundliteratur ausgelöst werden. Mit allen diesen Umständen stehen die verschiedensten kriminellen Handlungen, Verlassen des Elternhauses, der Abgang zur Fremdenlegion und ähnliches in Zusammenhang.

Einen besonderen Boden für die Verführbarkeit gibt die psychopathische Unstetheit ab, doch macht sich diese auch sonst im Leben in der unangenehmsten Weise geltend. Der Mangel an Ausdauer und Stetigkeit im Lernen führt zu schlechten Schulerfolgen, zu häufigem Schul- und Lehrwechsel, und im Gefolge dieser schädigenden Momente zur sozialen Entgleisung. Es entstehen auf diese Weise Vaganten, Prostituierte, Verbrecher, die nach ihrer sonstigen psychischen Struktur und ihren intellektuellen Eigenschaften von vornherein gar nicht dazu veranlagt waren.

Die pathologische Willensschwäche, die bei den genannten Formen eine große Rolle spielt, einmal als Dauerzustand, das andere Mal gelegentlich, hat man auch dort verantwortlich zu machen, wo es sich um das Hervortreten starker Lusttriebe handelt. Als solche wären von sozial schädlichen der Spiel- und der Sammeltrieb hervorzuheben. Der Spieltrieb als Überbleibsel der Kindheit und als Erbstück atavistischer Natur ist eine psychopathische dissoziale Eigenschaft, die sich hauptsächlich beim männlichen Geschlecht findet. Zu verstehen ist der Trieb als Rest weit zurückliegender Kultur (Langweile in den Kampf- und Jagdpausen). Es wird eine physiologisch sehr starke Lustquelle angeregt und diese Anregung findet bei willensschwachen Personen einen besonders günstigen Boden. Wenn einmal der Geschmack für die Leidenschaft eingetreten ist, dann gibt es kaum mehr ein Zurück und die Betroffenen sind ihrem Laster vollkommen ausgeliefert. Bei Jugendlichen ist die Leidenschaft für Hasardspiele verhältnismäßig selten, wenn sie aber vorhanden ist, fast überhaupt nicht zu bekämpfen. Im Spekulationsspiel der Jugendlichen haben gerade die letzten Jahre Bedeutendes geleistet und eine unabsehbare Flut von Dissozialität unter den Jugendlichen verbreitet. Während die Normalen unter dem Zwange der Verhältnisse wieder in geordnete Bahnen gebracht werden konnten, ist der Pathologische durch kein Mittel mehr herauszuziehen.

Ähnlich schwierige Verhältnisse kann unter Umständen der Sammeltrieb schaffen. Dieser sozial oft ausgezeichnet verwertete Trieb führt bei phantastisch veranlagten, also psychopathischen Jugendlichen zu einer Leidenschaft, die sie leicht zur Kriminalität führen kann. Dieses Sammeln beginnt schon im frühen Knabenalter mit den üblichen Briefmarken, Schmetterlingen, Mineralien, geht aber auch nicht selten auf wertvolle Gegenstände über. Insbesondere beliebt sind optische und mechanische Instrumente, die in der unsinnigsten Weise zusammengekauft werden. Daß es bei dem einmal erregten Eifer zur kriminellen Aneignung solcher Gegenstände oder zum Diebstahl von Geld zwecks Ankaufes solcher Dinge kommt, ist eine in der Kriminalität der Jugendlichen gut bekannte Tatsache.

Noch stärkere Beziehungen zur Kriminalität hat der Wandertrieb, bei dem es sich um die krankhafte Steigerung eines für die weit zurückliegenden Zeiten sehr bedeutsamen, nützlichen Triebes handelt. Der Drang, den Ort zu wechseln, ist dem Menschen angeboren und gehört zu den Strebungen, die der Selbsterhaltung besonders förderlich sind. Durch die Veränderungen des Kulturlebens ist er überflüssig geworden, kommt aber doch zeitweilig auch beim normalen Menschen wieder zum Vorschein und ist ein sehr häufiges Symptom der Psychopathie. Man ist von vornherein ganz berechtigt, im richtigen Wandertrieb einen Atavismus zu erblicken. Aber wo es sich um atavistische Regungen handelt, um Rückschläge in die Ahnenreihe, die als solche keinen Sinn haben, sind die Betroffenen niemals als Vollmenschen, sondern stets als Glieder eines degenerierten Stammes oder als selbstbeschädigt aufzufassen. Der Wandertrieb in seiner jetzigen Form ist daher keine Eigenschaft, die imstande wäre, die Menschheit zu fördern, und führt nur zum Schaden des Individuums.

Der Wandertrieb kann sich schon in der frühesten Kindheit entwickeln, in extremen Fällen schon vom vierten Lebensjahre an. In der Schulzeit und in der Lehrzeit macht er sich besonders unangenehm geltend. Man kann verschiedene Spielarten unterscheiden. Es gibt Wanderer, die, von einem Ort ausgehend, immer denselben Weg nehmen und zum Ausgangspunkt wieder zurückkehren. Andere suchen sich verschiedene Ziele aus. Viele gehen allein, viele suchen sich zum Wandern Gesellschaft. Es gibt Wanderer, die besonders die guten Jahreszeiten vorziehen und ihre Wanderungen überhaupt möglichst bequem einrichten, und daneben gibt es solche, die unter den ungünstigsten Umständen, in der dürftigsten Kleidung das Haus verlassen.

Gewöhnlich liegt gar kein Grund für die Wanderung vor. Doch wird sehr häufig irgend eine Ausrede gebraucht, obenan Furcht vor Strafen. Bei der letzteren Angabe stellt sich gewöhnlich heraus, daß die Furcht vor Strafe erst eingetreten ist, nachdem der Trieb bereits zu wirken begonnen hatte. Die Kinder waren fortgelaufen oder waren von der Schule nicht nach Hause gekommen, weil sie vergessen hatten, was sie eigentlich tun sollten. Sehr häufig hört man von Mißhandlungen, die den Grund für die Wanderungen abgegeben hätten. Auch dies ist nicht wahr. Die meisten Wanderer werden wohl mißhandelt, weil sie durchgegangen sind, aber sie gehen nie durch, nachdem sie gestraft wurden. Anderseits darf diese Reaktion der Eltern auf das triebhafte Benehmen ihrer Kinder nicht wundernehmen.

Das Durchgehen tritt häufig periodisch auf. Bei guter Beobachtung lassen sich Verstimmungen, die dem Durchgehen vorangehen, feststellen. Oft ist aber auch gar nichts zu merken. Wenn die Zeit gekommen ist, genügt ein ganz geringfügiger Anlaß, ein selbstverschuldetes Versäumnis, eine Kränkung, um das Kind zu bewegen, sein Elternhaus zu verlassen, sich auf unbestimmte Fahrten zu begeben, sein gutes Bett mit einem fragwürdigen Nachtlager zu vertauschen.

In der großen Stadt verschwinden diese Kinder in den Bezirken, wo man sie oft wochenlang nicht finden kann, da sie es gut verstehen, sich zu verbergen, an Kindergruppen anzuschließen und dergleichen. Sie leben vom Betteln, von Botengängen und Stehlen. Sie machen aber auch viel weitere Exkursionen, benützen die Eisenbahn oder gehen weite Strecken zu Fuß. Das notwendigste Geld wird von zu Hause mitgenommen; im Notfalle wird gestohlen und gebettelt. Für ihre Fahrten entwickeln sie ganz eigentümliche Talente; sie verfügen über ausgezeichnete geographische Kenntnisse, finden sich in jeder Art von Gelände zurecht, kennen alle Fahrpläne auswendig.

Man hat das psychopathische Wandern wohl zu unterscheiden von dem Wandertrieb, der mit Ausschaltung des Bewußtseins bei Epileptikern und Hysterikern zu Wanderungen führt. Für sie ist charakteristisch, daß sie den Beginn ihrer Wanderungen vollständig vergessen und daß ihnen alle Vorgänge der letzten Zeit aus der Erinnerung verschwunden sind. Beim Epileptiker steht das Wandern mit gar keiner äußeren Ursache in Verbindung, beim Hysteriker gibt es äußere Umstände, die ihn auf die Wanderung treiben und die ihn veranlassen, in die Bewußtlosigkeit zu flüchten. Bei den psychopathischen Wanderern dreht es sich aber nur um einen starken Trieb, der durch das Phantasieleben wesentlich gesteigert wird.

Vorbildlich für diese Elemente sind die Kriminalromane, die Erzählungen *Karl Mays* und der gewöhnliche Kinoschund. Man könnte versucht sein, alle einschlägigen Erzeugnisse der Bühne und Literatur als exogene Momente für das Vorgehen der Jugendlichen verantwortlich zu machen. Es scheinen aber doch zu allen Zeiten die poriomanen Elemente sich das ihrige aus der Lektüre herausgenommen zu haben und es hat sich immer für sie eine Literatur gebildet. Es ist daher nicht anzunehmen, daß das Kino, das in unserer Zeit für das Wandern verantwortlich gemacht wird, wirklich schuldtragend ist, sondern daß die eifrigsten Kinobesucher eben wegen ihrer Veranlagung mit Vorliebe hineingehen und dort neben dem Wandern auch alles andere, das ihnen zufällig liegt, lernen. Die übrigen Menschen aber gehen auch nur deshalb ins Kino, weil sie spärliche Rudimente derselben Veranlagung in sich tragen.

Es gibt aber auch Jugendliche, die sich das Wandern angewöhnt haben, ohne eine krankhafte Veranlagung zu besitzen. Kinder, die frühzeitig auf die Straße gesetzt werden, die mit ihrer Familie ein Zigeunerleben führen, zu Betteln und Hausieren angehalten werden, gehören hieher. Das Leben auf der Straße hat für das Kind unendlich mehr Reiz als das Sitzen in der Schule oder das Arbeiten in der Lehre, und es ist daher gar kein Wunder, daß die Gewöhnung derartig Verwahrloster an ein geregeltes Leben die größten Schwierigkeiten macht. Doch spielen bei allen diesen Kindern trotz der zutage liegenden exogenen Ursache die Symptome der Psychopathie hinein. Die abnorme Veranlagung ist gewöhnlich durch frühere Erkrankungen im Kindesalter und durch eine schwere Belastung gut fixiert. Man wird wohl selten bei den Vätern und Müttern solcher Kinder eine Dissozialität, die mit einer persönlichen Degeneration zusammenhängt, vermissen.

Teilweise nur als Symptom des Wandertriebes, für gewöhnlich als ein Übel für sich und ein Zeichen der reinen Verwahrlosung oder der Psychopathie ist das Schulstürzen aufzufassen. Es wäre aber sicher verfehlt, anzunehmen, daß die überwiegende Mehrzahl der Schulstürzer wirklich abnorm ist. Am häufigsten erscheint es verknüpft mit einer Lernschwäche, gelegentlich auch mit Schwachsinn. Die Schwierigkeiten der Schule, die Unannehmlichkeiten des Verkehrs mit jüngeren Kindern werden gerade für zurückbleibende Kinder der Anlaß, die Schule zu meiden. Sonst ist die Schulflucht noch durch eine Reihe solcher neurotischer, beziehungsweise paranoischer Einstellungen bedingt, wie sie in den entsprechenden Kapiteln behandelt werden.

In der Bezeichnung „Poriomanie“ wird zum Ausdruck gebracht, daß man sich einen derartigen Wanderer ohne Verrücktheit und ohne Besessenheit nicht vorstellen kann. Dasselbe gilt von der Pyromanie. Dieser Ausdruck stammt aus dem Anfang des vorigen Jahrhunderts, und zwar aus einer Zeit, da man eben daran ging, psychiatrische Untersuchungen bei Verbrechern vorzunehmen. Die Brandstiftung gehörte zu den Verbrechen, die mit dem Tode bestraft wurden, und man konnte es nicht für möglich halten, daß ein Mensch es auf sich nehmen sollte, sein Leben aufs Spiel zu setzen, ohne wirklich verrückt zu sein.

Wenn man richtige Rachemotive ausschließt, kommt man tatsächlich zu der Überzeugung, daß hier etwas ganz Triebhaftes im Spiel sein müsse. Dieser Trieb ist wohl allgemein zu unterdrücken, scheint aber gelegentlich eine solche Kraft anzunehmen, daß jeder Widerstand unmöglich wird. Durch genaue Untersuchungen konnte allerdings wieder festgestellt werden, daß die Pyromanen keine Geisteskranken sind und daß diejenigen, bei denen die Untersuchung des Intellekts keine Defekte feststellen konnte, sich psychisch ganz einwandfrei verhalten. Aber auch der Schwachsinnige, der mit Vorliebe mit dem Feuer spielt und der nur gelegentlich Rachsucht als Motiv für eine Brandstiftung angibt, folgt nur einem primitiven Triebe, der sowohl bei Kindern als auch bei Erwachsenen vorhanden ist. Das Vergnügen beim Schein des Feuers, die Aufregung, die durch den Brand hervorgerufen wird, die Lust an der damit verbundenen Sensation kann man als etwas rein menschlich Triebhaftes auffassen;

erst Kultur und Erziehung mußten lehren, wie man diesem Triebe widerstehen kann.

Die Pyromanie ist als psychopathische Erscheinung fast nie vereinzelt, sondern mit zahlreichen anderen verknüpft, wenn sie auch die auffälligste bleibt. Bei Kindern, die die Tendenz haben, mit Feuer zu spielen oder die auch wirklich schon Brände gelegt haben, stellt sich regelmäßig heraus, daß es sich um sehr nervöse Menschen mit besonders ausschweifender Phantasie handelt. Diese Phantasie versetzt die Kinder in ganz eigentümliche Situationen, in denen sie sich hervorragend betätigen können, wo sie befehlen und zerstören. Im Verlaufe ihres Wachträumens kommen sie zum Wunsch nach Brandstiftung und dieser Wunsch kann sich gelegentlich in Wirklichkeit umsetzen. Sie sind aber auch sonst ganz eigentümliche Menschen. Ihre Phantasie hält sie vom Lernen ab, verstrickt sie in unvernünftige Unternehmungen, führt sie auf vielen anderen Wegen in die Kriminalität.

Das Bewußtsein ist zur Zeit der Brandstiftung nie gestört; es besteht die vollständige Erinnerung an die Einzelheiten der Vorbereitung, an die darauffolgenden Handlungen zur Löschung des Brandes usw. Das Gefühl von Spannung und Lösung wird gelegentlich zugegeben; ob es mehr ein Vorgang ist, der mit sexuellen Regungen parallel läuft, bleibe dahingestellt.

Wie bei Poriomanie und Pyromanie, hat man auch bei der Kleptomanie den Standpunkt, es handle sich hier um eine richtige Geisteskrankheit, verlassen. Es ist gewiß nicht wahr, daß sich das Stehlen jemals als Wahngebilde äußert, daß es eine psychische Verfassung gibt, bei der das Stehlen die unwiderrufliche Forderung wäre. Wenn sie angeblich zwanghaft auftritt, wenn ihr neurotische Züge auch zugesprochen werden und Zusammenhänge mit der Sexualität sich ergeben können, so zeigt die Untersuchung solcher Menschen doch immer nur, daß es sich um psychopathische Menschen handelt, die einem sehr primitiven Trieb, die Aneignung fremden Eigentums, nicht Widerstand leisten können. Dieser Trieb ist aber nicht der einzige, dem die Kleptomanen nicht gewachsen sind; sie haben dementsprechend alle denkbaren schlechten Eigenschaften und sind jeder anderen Kriminalität ebenso zugänglich.

Bei Kindern kommt es sicher niemals vor, daß das Stehlen als ein einziges Symptom auftritt. Auch sind es höchst selten die gewöhnlichen Neurosen, sondern es ist die allgemeine psychopathische Abnormität, die sich auch sonst kundgibt. Die häufige Verbindung des Stehlens mit den sexuellen Verfehlungen ist auch nichts anderes als ein Beweis für die dem Psychopathen eigene Hemmungslosigkeit.

Bei der Besprechung der „Moral insanity“ wurde hervorgehoben, daß besonders bei solchen Kindern eine starke Neigung zu Zorn- und Wutausbrüchen besteht. Diese stellen sich bei den geringsten Anlässen ein, solange die Kinder sehr jung sind. Im späteren Alter ist aber auch der moral insane imstande, seine Zornausbrüche zurückzuhalten und läßt sie nur gelegentlich austoben. Die psychopathischen Zornanfälle der jungen Kinder scheinen diese Zeitdauer mit denen der moral insanes gemeinsam zu haben. Zwischen dem achten und zehnten Jahr findet eine Beruhigung statt. Gewöhnlich handelt es sich um psychopathische Erkrankungen unbestimmter Natur, es zeigen sich aber auch häufig die Zornanfälle bedingt durch Erkrankungen, durch die das Gehirn betroffen ist, und auch gar nicht selten durch Epilepsie. Gewöhnlich kehren die Reizzustände, die sich in Zorn- und Wutausbrüchen äußern, auch im späteren Alter nicht wieder. Dort, wo sie wiederkehren, hat man sich ein neues Aufflackern der Grundkrankheit vorzustellen. Anderseits gibt es Kinder mit Zorn- und Wutanfällen, sowie auch Jugendliche, bei denen eine frische Erkrankung bekannt ist; ferner auch solche, wo sich der psychopathische Charakter nach einer vorangegangenen neurotischen Periode in der Irritation äußert. Die Zeit der Präpubertät, also das eigentliche Trotzalter, zeigt die genannten Erscheinungen am deutlichsten und am häufigsten. Begünstigt werden sie durch Begleitumstände, die im beginnenden Versagen der erzieherischen Möglichkeiten liegen, so zum Beispiel Tod und Krankheit des Vaters, Zerrüttung der Familienverhältnisse, Verwahrlosung usw. Der Zornaffekt, der sich bei allen diesen Menschen austobt, führt in erster Linie zu schweren familiären Mißhelligkeiten, also zu einer häuslichen Dissozialität. Von da aus eröffnet sich leicht der Weg zu einer gefährlichen aggressiven Kriminalität, die weder Leben noch Gesundheit der Umgebung schont. Sehr charakteristisch für alle diese Irritationsformen ist die Reue über begangene Handlungen und Unternehmungen, eine gewisse Krankheitseinsicht, indem diese Jugendlichen sich vor sich selbst und der Entwicklung ihrer Dissozialität fürchten. Sie können sich nicht zurückhalten, sie sind reizbar, sie bringen nicht die Willenskraft auf, um allen Situationen gewachsen zu sein und ersuchen oft selbst um die Anstaltserziehung.

Sozial ist die Irritabilität der Jugendlichen von der größten Bedeutung. Das Elternhaus sieht sich gewöhnlich nach langem geduldigem Ausharren gezwungen, sich ihrer zu entledigen, die Schulen, die Lehrer lassen sich natürlich noch weniger bieten. Daher Schulwechsel, Postenwechsel und so der Weg in die Kriminalität und Zwangsanstalten.

Neurotische Erscheinungen

Wie bereits im früheren Abschnitt bemerkt wurde, liegt der Unterschied zwischen den Neurosen und Psychopathien nicht in einer Verschiedenheit des Krankheitsprozesses, sondern sie unterscheiden sich dadurch, daß verschiedene konstitutionell bestimmte Kräfte und Triebe zum Durchbruch gelangen. Diese sind in einem Falle Instinkte und Triebe, durch die das Individuum ursprünglich in die Lage versetzt wurde, sich aktiv zu verteidigen und zum Angriff überzugehen, während bei der Neurose gerade diejenigen Triebe und Instinkte, die den Schutz des Individuums bewirken, in den Vordergrund treten. Es handelt sich somit bei den Neurosen um Flucht, Angst, Scham, Scheu und ferner um eine ganze Reihe von Eigenschaften, die sich mit den erstgenannten gut vertragen. Alles, was mit dem religiösen Glauben, mit dem Schamgefühl, Gewissensbissen, Reue usw. zusammenhängt, hat in der Neurose Bedeutung und kann unter Umständen das Charakteristische des Krankheitsfalles bilden.

Sehr wesentlich bleibt für sämtliche neurotische Erscheinungen, daß das Widersinnige entweder selbst vom Patienten erkannt wird oder zumindest leicht zu seiner Erkenntnis zu bringen ist und daß sie aber trotzdem weiter fortbesteht. In dieser Beziehung ist der ursprüngliche Trieb, der bei den Neurosen auch am häufigsten vorkommt, sehr lehrreich. Von dem Augenblick an, da ein Kind oder ein Erwachsener Furcht empfindet, sucht er der Ursache näher zu kommen. Wird die Furcht als real begründet empfunden, dann wird sie entsprechend der Widerstandsfähigkeit des Individuums weiterbestehen. Ist aber kein Grund zu einer Furcht oder Angst vorhanden, dann wird sie verschwinden. Ganz anders der neurotisch Erkrankte. Er wird immer wieder nach der Ursache seiner Furcht zu suchen beginnen, wird aber trotz aller Überlegungen und aller Vorstellungen von fremder Seite innerhalb seiner Furchtvorstellungen verbleiben. Dabei ist es verhältnismäßig gleichgültig, worauf sich diese erstrecken.

Um einen Überblick über die Neurosen zu gewinnen, ist es wichtig, einigermaßen Aufschluß zu geben, in welchem Gebiet sich die verschiedenen Formen der Neurose abspielen können. In dieser Richtung hat die durch *Janet* vertretene Schule besonders gut vorgearbeitet und die zahlreichen Formen der Neurosen sollen in Anlehnung an die *Janet*sche Monographie besprochen werden.

Die eben erwähnte Furcht kann sich sowohl auf den Körper und auf körperliche Funktionen beziehen, wie sie anderseits auch mit räumlichen Vorstellungen und unbestimmten Angstzuständen verbunden sein kann. Der eigene Körper spielt eine bedeutsame Rolle als Sitz der verschiedensten Schmerzen, die teils vorhanden, eingebildet oder nur gefürchtet sein können. Es gibt keinen Körperteil, der von diesen Furchtvorstellungen frei wäre. Genitalorgan und Afterzone sind in dieser Beziehung von nicht wesentlich größerer Bedeutung als andere.

Entsprechend den Organen werden auch einzelne Funktionen hineinbezogen. Dahin gehört die Furcht vor dem Essen, dem Schlucken, vor der Verdauung, vor dem Stuhlgang. Alle diese Zustände bewirken eine Verschlechterung des notwendigen Ernährungszustandes und sind mit den entsprechenden psychischen Störungen verbunden. Bezogen auf die Extremitäten, steht die Furcht vor der Lähmung, beziehungsweise vor dem Krampf im Vordergrund. Unter besonderen Umständen kann das auch in isolierten Funktionen zutage treten, zum Beispiel in der Furcht, nicht schreiben zu können, ein Wort nicht aussprechen zu können, gewisse Schritte nicht machen zu können, über ein Hindernis nicht hinwegzukommen.

Damit ist man bereits im Gebiet der außerhalb der Person liegenden Verhältnisse. Gegenstände, die ganz harmlos sind, erscheinen gefährlich. Man fürchtet sich vor einer Brücke, vor einer Leiter, man fürchtet sich vor dem Ziegelstein, der vom Dach fallen kann, vor dem Messer, mit dem man sich schneiden kann. Anderes stößt dadurch ab, daß man fürchtet, mit ihm in Berührung zu kommen. Das können Lebewesen und Dinge sein, die an sich wohl Ekel bereiten, über den aber der normale Mensch ohneweiters hinwegkommt. Dazu gehört die Angst vor Schlangen und Kröten, vor Blut und Fäkalien, Läusen usw. Die Lehrerin, die bei einer Schnittwunde einen Ohnmachtsanfall bekommen kann oder die nach Entdeckung des verlausten Kopfes einer Schülerin in tagelange Aufregungszustände gerät, ist ein Beispiel einer derart übertriebenen und schädlichen Angst, deren Überwindung eine ihrer Berufsaufgaben wäre. Wesentlich krankhafter ist allerdings die Angst vor Gegenständen, wenn das Berühren auch ganz gewöhnlicher Dinge wegen des Staubes vermieden wird, weil etwas Unappetitliches darüber gegangen sei usw.

Im Gegensatz dazu steht eine besondere heilige Scheu vor Sachen, die man nicht berühren will, weil man sich fürchtet, sie zu beschmutzen, sie zu verletzen. Diese Scheu kann sich in solchen krankhaften Fällen auf Dinge des gewöhnlichen Haushaltes beziehen; bei Kindern kann die Angst entstehen, ein neues Buch aufzumachen, eine neue Seite zu beschreiben.

Die Bedrohung durch die Umwelt kommt am stärksten in den Zuständen zum Ausdruck, wo das Zusammensein mit vielen Menschen oder die Möglichkeit eines Beachtetwerdens unangenehm wirkt. Dazu gehört als schwere Neurose die Platzangst, die in zwei Formen bekannt ist; die eine, die darin besteht, daß der Betroffene einen freien Platz nicht überqueren kann, die andere, daß er sich in einem Raum mit vielen Menschen, zum Beispiel in einem Theater, nicht aufhalten will (Agoraphobie, Claustrophobie). Nicht sehr weit von diesen Zuständen ist die Prüfungsangst der Neurotiker, die Scheu, auch mit einem sicheren Wissen vor die Öffentlichkeit zu treten, was sich im gewöhnlichen Lampenfieber als letztes neurotisches Merkmal auch bei den durch ihre Tätigkeit daran Gewöhnten einstellt.

Mit persönlicher Eitelkeit und der Furcht, Mißfallen zu erregen oder erkannt zu werden, hängt die Angst vor dem Erröten zusammen. Daneben gibt es eine Reihe von Zuständen, in denen der, oder in der Regel die Betroffene, fürchtet, durch entstellte Züge, durch Verunreinigungen des Teints, durch ungeschicktes Benehmen aufzufallen.

Die genannten Zustände treten nur bei bestimmten Gelegenheiten auf, allerdings bei deren Wiederkehr mit einer gewissen Beharrlichkeit. Wenn sich eine Angst- oder Furchtvorstellung über längere Zeiträume erstreckt, tritt das Zwanghafte wesentlich hervor. Dieses Zwanghafte schließt sich an Befürchtungen bezüglich der Wertigkeit der eigenen Person und führt, je nachdem die Abwehrreaktion ausfällt, zu den verschiedensten Zuständen. Eine der wichtigsten derartigen Vorstellungen ist jene, die sich auf das religiöse Leben bezieht, beziehungsweise auf das Verhalten der Person zur Religion. Der Keim dazu wird durch die Scheu gelegt, mit der solche Probleme behandelt werden. Daher treten sie um so heftiger dort auf, wo ein stärkeres Gewicht auf religiöse Zeremonien gelegt wird; sehr charakteristisch ist die Scheu vor der Hostie und die damit in Zusammenhang stehenden Zwangsvorstellungen. Diese können sich während des Empfangs des Sakraments einstellen, indem das besonders gutgläubige Kind fürchtet, die Hostie gebissen oder irgendwie unehrbietig befleckt zu haben. In den schweren Formen der Neurose quält die Vorstellung, die Hostie befleckt zu haben. Die Gewissensbisse, die sich aus diesem Gedankengang ergeben, führen die Patienten immer weiter, so daß schließlich alle möglichen Abwehrakte versucht werden.

Wie gegenüber Gegenständen, die eine heilige Scheu hervorrufen sollen, sich unter dem neurotischen Krankheitsbild die Vorstellung von einer Versündigung herausbildet, geschieht es ebenso mit Vorstellungen und Begriffen aus dem profaneren Kreise der Justiz. Hieher gehören die Angstzustände bezüglich Eigentumsdelikten, ja sogar Morden, die nicht begangen wurden. Diese Zustände gehören zu den schwerst pathologischen, meist paranoisch oder schizoid gefärbten. Hingegen finden sich rein neurotische Einbildungen, die sich auf geschlechtliche Verfehlungen beziehen, wobei wieder alle denkbaren Formen des

Geschlechtslebens und seiner Ungezogenheiten auftreten können.

Alle die genannten Erscheinungen können sich so äußern, daß der Betroffene, wie von einer inneren Stimme getrieben, eine solche Handlung begehen wollte oder daß er sich einredet, sie wirklich begangen zu haben.

Gefühlsmäßig steht bei allen diesen Zuständen die Scham und die Schande im Vordergrund. Es ist aber gar nicht notwendig, daß so schwerwiegende Umstände das Gefühl der Scham und Schande auslösen, es genügen auch viel einfachere. Solche Menschen schämen sich aller ihrer Handlungen und speziell ihrer Gefühle. Sie empfinden sich roh, brutal, und so der Verachtung ihrer Mitmenschen preisgegeben. Bezüglich ihrer intellektuellen Einsicht bekommen sie die größten Zweifel, es erscheint ihnen ihr Gehirn minderwertig, ihre Auffassungskraft herabgesetzt, sie empfinden sich als ihrer Persönlichkeit beraubt, was leicht durch das Erleben des déjà vu hervorgebracht wird. Man meint, gewisse Dinge, mit denen man tatsächlich zum erstenmal in Berührung kommt, schon erlebt zu haben und empfindet dies eigentümlich quälend. Anderseits kann auch der eigene Körper in diesen Scham- und Schandekomplex hineingezogen werden. Viele Leute fürchten sich vor dem Zufettwerden, Jugendliche glauben, sie wüchsen zu stark und würden dadurch dumm erscheinen, Mädchen fürchten sich vor der Schande der Entwicklung. Sämtliche physiologischen Funktionen werden in derselben Weise verfolgt; man schämt sich, zu essen, man schämt sich wegen seiner Verdauungsfunktionen und der Entwicklungsmöglichkeit eines Geschlechtslebens.

Sehr häufig entwickeln sich im selben Mechanismus die zweifellos bereits schizoiden und schizophrenen, beziehungsweise paranoiden und paranoischen Vorstellungen schwerer Erkrankungen und des Todes.

Im Vordergrunde haben sich hier überall die Gefühle der Scham und Schande gezeigt; diese sind entweder nur eine Teilerscheinung oder die Folgezustände anderer Gefühle, was sich ohne besondere Schwierigkeit ableiten läßt. Es wird sich immer wieder darum handeln, daß sich der Betroffene vor einer Aufgabe sieht, die ihm zu schwer vorkommt oder für die ihm jede Bemühung nutzlos erscheint. Ein anderes Mal lehnt er sich gegen ein Gebot oder ein Verbot auf, fühlt sich erniedrigt, ist unzufrieden mit der ganzen Situation und empfindet es schließlich als Schande, doch nichts geleistet zu haben. Langeweile, Ehrgeiz, Indolenz, alle diese Gefühlskomplexe können hier mitspielen und für die schließliche nervöse Störung ausschlaggebend sein. Die Analyse eines Einzelfalles wird stets eine ganze Reihe von Komponenten enthüllen, deren Resultierende es bewirkt, daß ein tiefer gelegener Furcht- und Angstinstinkt in einer neurotischen Form an die Oberfläche kommt.

Abgesehen von dem klar zutage liegenden Symptom wird sich der Neurotiker durch eine Reihe von Handlungen bemerkbar machen, die eigentlich nichts anderes sind als der Versuch, seine Schwächen dem Beobachter zu entziehen. Zum Teil dreht es sich allerdings auch um Selbsthilfe gegen die aus dem Innern auftauchenden unangenehmen Vorstellungen.

Das gewöhnliche Leben zeigt solche Menschen als Zweifler und Nörgler. Sie denken sehr scharf über jede Materie, mit der sie sich befassen, nach, sie geben sich keiner Situation wehrlos hin, sie sind skeptisch gegen ihre Lehrer, sowie sie später mißtrauisch gegen ihre Untergebenen sind. Im Schulleben fallen sie durch ihre vielen Fragen auf, ebenso wie sie auch zu Hause und im Freundeskreis dadurch lästig werden. Sie wollen weit in die Zukunft hinein ihre Sicherheit haben, sie begnügen sich nicht mit einer gegenwärtigen Position, weil sie für ihr späteres Leben fürchten. Unter dem Deckmantel der Genügsamkeit streben sie eine Laufbahn an, die nicht allzuviel verspricht, aber eine Gewähr für das ständige langsame Fortschreiten bietet. Sie sind mit der Vergangenheit sehr vertraut, verfolgen Lebensschicksale anderer bis in die ersten Anfänge, leiten ihre politischen Erwägungen aus der Geschichte ab und suchen Parallelen, um auch nur einigermaßen daraus etwas für ihre Zukunft gewinnen zu können. Nur ein bißchen Unbildung oder schizoide und paranoische Störungen und sie befinden sich mitten in der Mystik und im Aberglauben.

Anderseits ist ein solcher Mensch bestrebt, alles zu unternehmen, was nach allgemeinen Begriffen Sicherung bietet. Er weiß, daß eine gewisse Ordnung nur nützen kann und er wird aus diesem Grunde alle seine Arbeiten mit der größten Präzision und Pedanterie ausführen. Er wird sich an bestimmte, von ihm oder anderen festgelegte Regeln halten und sehr leicht in Bestürzung geraten, wenn seine Mitschüler, im späteren Leben seine Kameraden und Untergebenen nicht im gleichen Sinne handeln. Aus dieser Präzision entwickelt sich in schwereren Fällen das „Zeremoniell" im Sinne *Freuds*. Alle Handlungen und ganz besonders belanglos erscheinende werden in einem bestimmten Sinne geregelt und es entsteht das peinliche Gefühl, es sei etwas in schwere Unordnung geraten, wenn nicht alles mit dieser Regel zusammenstimmt. Man wird damit ein sehr ordnungsliebender Bürger, der seine Steuer und seine Vereinsgelder pünklich bezahlt, der aber auch bei jeder Gelegenheit ein neues Testament macht. Eine kontrollierende Behörde wird niemals Anlaß zu einer Klage bei ihm haben, aber er wird ebenso genau sein, wenn er zu Bett geht, wenn er bei Tisch sitzt, und er wird unglücklich sein, wenn nur eine Kleinigkeit gegen die festgesetzte tägliche Ordnung verstößt. In der weiteren Steigerung wird diese Pedanterie zu einer Angst, daß etwas vergessen wurde, man kehrt um, um nachzusehen, ob alles wirklich zugesperrt ist, man überzeugt sich wiederholt, ob die Gashähne abgedreht sind, und es entstehen schwere Zweifel, ob ein ins Postkästchen geworfener Brief mit der richtigen Freimarke versehen war.

Bei Kindern gibt es eine sehr markante Erscheinung, die sich darin äußert, daß gewissermaßen als Beschwörung, nicht zwei Pflastersteine auf einmal betreten werden. Es ist wie ein Orakel, ob eine Schularbeit gut ausfällt, ob man bei einer Prüfung Aussicht auf Erfolg hat oder nicht usw.

Neben dieser Art der Flucht aus der Unsicherheit gibt es eine zweite, die durch das genaue Gegenteil auffällt. Solche Menschen gehen mit einem gewissen Zynismus über alles, was sie bewegt, hinweg. Sie machen Witze über den Tod, sprechen in frivoler Weise über Krankheiten, machen sich über die verschiedensten Zustände im Leben ihrer Umwelt lustig; sie versäumen alles, was mit der bürgerlichen Ordnung irgendwie in Zusammenhang steht, sind allen Strafen und Ermahnungen gegenüber unverbesserlich, und trotzdem liegt nichts anderes vor, als daß sie ihre Minderwertigkeitsgefühle auf ihre Weise unterdrücken. Sie wollen lieber minderwertig erscheinen, um bei einer Konkurrenz überhaupt nicht in Frage zu kommen, sie entziehen sich dem Kampf, sie flüchten sich hinter ihre Minderwertigkeit im Sinne *Adlers*. Dabei können sie durch eine protestierende Überhebung in die verschiedensten Formen der Aggression geraten, gleichgültig, um welche Lebenslage es sich handelt.

Es ist einleuchtend, daß der Kampf um die sexuelle Stellung eine große Reihe von Verwicklungen schafft, denen der neurotische Furcht- und Angstmensch nicht gewachsen ist. Dabei muß die Frage offengelassen werden, ob alle diese Zustände durch die Art der Entfaltung der Sexualität hervorgerufen werden, wie dies *Freud* und seine Schule annehmen, oder ob nicht doch in letzter Linie konstitutionelle Momente bestimmend sind. Sicher ist jedenfalls, daß sich innerhalb des Sexuallebens die Neurose sehr stark äußert und daß die verschiedenen Fehler der Sexualität bei Neurotikern regelmäßig angetroffen werden.

Schizophrene Erscheinungen

Die Entwicklung des Bildes der Schizophrenie bietet eine reiche Menge von Gelegenheiten, psychotische Symptome kennenzulernen, die sich in irgend einer abgeschwächten Form ohne jede Schwierigkeit im Leben des Abnormen im weiteren Sinne und des geistig vollständig Gesunden nachweisen lassen.

Die jetzt ziemlich allgemein üblich gewordene Bezeichnung Schizophrenie ist für die vorliegende Betrachtung von Bedeutung. Die Empfindung sich widerstrebender Gedankengänge löst in jedem Menschen das Gefühl einer doppelten Persönlichkeit aus. Konfliktstimmungen der verschiedensten Herkunft, Zweifel aller Art, führen zum gleichen Phänomen. Reue und Gewissensbisse versuchen, die Persönlichkeit gewaltsam zu zerreißen. Wirklich oder vermeintlich begangenes Unrecht wird verdrängt und in seinen Folgen wieder an die Oberfläche gebracht. Durch das ganze Leben toben der gute und der böse Geist gegeneinander; in keiner Phase des Lebens hört der innere Kampf auf.

Noch wesentlich stärker ist die Doppelnatur bei zahlreichen Abnormen zu erkennen. Der labile, unsichere Mensch beherbergt seine zwei Seelen, die, ohne eigentlich miteinander im Kampfe zu liegen, in bestimmten Zeitabschnitten ihre Posten beziehen. Epileptiker haben gelegentlich ihren vollständigen Persönlichkeitswechsel, Neurastheniker beobachten an sich den Streit der einander feindlichen Mächte, versuchen zu hemmen, zurückzuhalten, um schließlich doch nachgeben zu müssen, ob sie nun das Gute gewollt haben oder aktiv für das Böse, das Dissoziale, das Kriminelle eingestellt sind. Man sieht aus diesen Beispielen, wie das Wesentliche der Psychose, Schizophrenie, das die letzte eindeutige Namengebung veranlaßt hat, durchaus nicht auf diese Krankheit beschränkt bleibt.

Die überwiegende Anzahl der Fälle von Schizophrenie tritt im jugendlichen Alter auf. Bei den meisten kommt es zu einem eigenartigen Verblödungsprozeß. Diese beiden Umstände waren die Veranlassung für die frühere, auch heute noch stark gebrauchte Bezeichnung Dementia praecox, Jugendirresein. Auch diese Grundsymptome der voll entwickelten Psychose lassen sich als das Ende einer Reihe von Erscheinungen auffassen, die über das Abnorme in das gesunde Seelenleben hinüberführt.

Es handelt sich zweifellos um eine schwere psychische Störung, wenn bei einem jungen Manne die geistige Entwicklung plötzlich abbricht, er nur kümmerlich mit den Resten seiner psychischen Kraft weiterwirtschaften muß und schießlich in einer kleinen Lebensstellung endigt. Bei gleichzeitigem Auftreten stärkerer nervöser Störung kann man schon von einer abgeschwächten Form der Dementia praecox sprechen. Das Krankhafte muß noch nicht so sehr in Erscheinung treten: es werden bloß hochgespannte Erwartungen getäuscht, das Talent ist nicht stark genug gewesen. Es werden fälschlich Begleitumstände beschuldigt. Aber auch hier ist es zu einer Einbuße an geistiger Kraft gekommen, sicher noch auf krankhafter Grundlage. Endlich ist zu erwähnen, daß die geistige Entwicklung nach einer raschen Reifung frühzeitig zu einem Stillstand kommen kann, der entweder lediglich der Konstitution entspricht oder durch äußere Verhältnisse bedingt ist. Das gilt für die allgemeine geistige Entwicklung, kommt aber noch mehr bei der Entfaltung spezifischer Talente in Betracht. Sie reißen plötzlich ab, der Stillstand tritt ein, lange bevor die künstlerische oder wissenschaftliche Vollreife erreicht ist. Das verheißungsvolle Talent verebbt in der großen Masse des Durchschnittes.

Eine der häufigsten Ursachen, derentwegen Verwandte von Schizophrenen sich ihrer durch Unterbringung in eine Anstalt entledigen wollen, ist der schwere häusliche Konflikt, der durch die Kranken ausgelöst wird. Die Verstimmungen werden in erster Linie dadurch hervorgerufen, daß sich an dem Schizophrenen eine ganz ungewohnte Abkühlung seiner Beziehungen zur Familie zeigt, daß ihm das Wohl und Wehe seiner Verwandten vollkommen gleichgültig geworden ist, daß er sich in einer Art benimmt, die auf rücksichtslosen Egoismus und Brutalität schließen läßt. In allen seinen Handlungen liegt eine gewisse Schamlosigkeit, eine ausgesprochene Bosheit, die sich gegen das Gebäude der Familie richtet, die Familie zu untergraben trachtet und mit hämischer Schadenfreude den Zusammenbruch der Familie herbeizuführen sucht. Durch lange Zeit kann dieses Verhalten als Verdorbenheit, als Schlechtigkeit gelten, fremde Einflüsse werden beschuldigt, die Pubertät wird verantwortlich gemacht, bis endlich irgend eine ganz verrückt erscheinende Handlung den Anlaß zur ärztlichen Behandlung gibt.

Der Vergleich dieses Typenbildes mit ähnlichen Szenen des gewöhnlichen Familienlebens drängt sich von selbst auf. Der Familienkonflikt ist bestimmt keine Erscheinung, die für Schizophrenie allein charakteristisch ist. Er bildet sich, wie früher auseinandergesetzt wurde, besonders dann aus, wenn irgend ein Fehler im familiären Gefüge ist. Man kann ganz allgemein sagen, daß die bei normalen Jugendlichen vorhandenen Neigungen zu Konfliktstimmungen um so stärker werden, je mehr an Neuropathie in der Familie vorhanden ist und je mehr die Familie durch äußere Umstände an ungünstigen sozialen Auswüchsen zu leiden hat. Aber der Kampf, der sich zwischen Jugendlichen und ihren Eltern abspielt, ist immer der gleiche. Stets finden sich die häßlichen Reaktionen der Auflehnung gegen die väterliche Gewalt, gegen die mütterliche Beeinflussung; es wiederholen sich somit innerhalb der Psychose Vorgänge des normalen Seelenlebens, die durch die Krankheit ihren grotesken Auswuchs erhalten, auch wenn die äußeren Momente fehlen. Dabei ist es gelegentlich sehr verlockend, exogene Ursachen, die deutlich zu sehen sind, anzunehmen, auch dann, wenn der betreffende Jugendliche durch die Tatsache seiner Erkrankung für den Konflikt von vornherein bestimmt war (vergleiche Beispiel im zweiten Kapitel). Die Psychose und die Anlage zur Psychose aus äußeren Umständen zu erklären, wäre widersinnig. Hingegen ist es sehr leicht möglich, daß besondere äußere Umstände symptomverstärkend gewirkt haben.

Das unangenehme Benehmen der Flegel- und Backfischjahre, das beim jugendlichen Schizophrenen so impulsiv auftritt, ist nur ein Teil der Dissozialität, der moralischen Entartung, denen man in der Schizophrenie unausgesetzt begegnet. Man hat es sich zur Richtschnur gemacht, nur dann von Schizophrenie zu sprechen, wenn eine schwerwiegende Dissozialität mit dem Abbau der intellektuellen Funktionen und mit den typischen schizophrenen Symptomen einhergeht. Die letzteren können aber gegenüber den moralischen Defekten in den Hintergrund treten. Der moralische Defekt braucht nur quantitativ zu überwiegen oder die anderen Erscheinungen können sich in einem langsameren Tempo entwickeln. Dort, wo man den Verdacht haben kann, der ganze Zustand beruhe doch auf krankhafter Grundlage, sei zu stark im Widerspruch mit dem früheren Leben, als daß man an eine Kontinuität der Persönlichkeit denken könnte, spricht man von Schizoid oder Heboid.

Man muß nur einen kleinen Schritt weitermachen, sich Fehler und Ungezogenheiten Jugendlicher klar vorstellen und man befindet sich bereits mitten in den Eigenheiten der Flegel- und Backfischjahre, man erkennt die Schrullen des Trotzalters, man sieht die Auflehnung der Jugendlichen, ohne daß man darin etwas Krankhaftes zu suchen hat. Entsprechend dem Faden, der hier leitet, wird man leicht die schizophrenen Züge im Charakter des normalen Jugendlichen erkennen.

Anderseits zeigt das Verhalten zahlreicher krimineller Psychopathen in seiner Brutalität und Rücksichtslosigkeit genau die gleichen Erscheinungen wie das Heboid. Je kindischer, überflüssiger, unzweckmäßiger die Handlung ist, um so verrückter wirkt sie, und ihre Beziehung zu einem normalen geistigen Zustand wird um so stärker in Zweifel gezogen, je gefährlicher und aufsehenerregender sie zum Ausdruck kommt. Es ist somit zu sehen, daß man auch von hier aus in das Gebiet der Psychopathien überleitet. Die Dissozialität der Psychopathen ist oft tatsächlich nichts anderes als ein Torso der Schizophrenie.

Die Bewußtseinsspaltung, der Abbau der Intelligenz und die Defekte des moralischen Empfindens hängen natürlich von vielen psychischen Funktionen ab, die in irgend einer Weise geschädigt sein können. Ob der eine oder der andere der Hauptcharaktere der Erkrankung oder der Abnormität zum Vorschein kommt, hängt von Mischungen ab, deren Gesetze nicht bekannt sind. Hingegen aber läßt sich gerade bei der Schizophrenie der Fehler einzelner Funktionen tief hinein in seine Wurzel verfolgen und es ist nicht schwer, aus dem fehlerhaften Ablauf einer wirklich wichtigen psychischen Funktion das Krankheitsbild verständlich zu machen. Bei der Schizophrenie richtet sich das Hauptaugenmerk auf die Störungen der Assoziation.

Fehler der Assoziation fallen dem Beobachter dadurch auf, daß der untersuchte Patient im Gespräch den Zusammenhang verliert. Nicht nur die Satzbildung leidet, auch einzelne Gedankengänge werden nicht in der normalen Weise zu Ende geführt, die Gedanken reißen ab, es drängen sich neue vor, so daß schließlich die Rede jeden Sinn verliert. Dieser unlogischen, unverständlichen Rede entspricht auch das Handeln der Schizophrenen; es wird unlogisch, unerklärlich, bizarr. In den ausgesprochenen Krankheitsfällen wird die Antwort auf eine Frage derart widersinnig, als wäre die Frage überhaupt nicht verstanden worden. Es entspricht dies aber nicht der Tatsache, sondern der Gefragte hat zur Zeit, da er die Antwort geben soll, den Faden verloren, wieder an andere Dinge gedacht. Die bezweckte Assoziation wird übersprungen und es kommt zu einer fehlerhaften Reaktion.

Die Analogien zu diesen Zuständen finden sich in der Zerstreutheit des normalen Menschen im täglichen Leben und sie zeigt sich in allen Spielarten während des Unterrichtes. Von sehr wesentlicher Bedeutung sind die Ermüdungserscheinungen, die vom Kind nicht aktiv unterdrückt werden, denen es sich ohne jeden Widerstand ergibt. Diese Fehler, die auch beim geistig vollwertigen Kind sich so oft bemerkbar machen, werden noch viel bedeutsamer bei den verschiedensten Formen der Neurosen und Psychopathien. Das Nichtwollen ist in der Regel ein Nichtkönnen und führt zu verstärkten Lernschwierigkeiten. Über solche Kinder beklagt man sich meistens: „Sie wollen nicht aufmerken." Die Annahme des Nichtwollens ist in der Regel falsch, denn es handelt sich um ein Nichtkönnen. Gewöhnlich liegen Fehler in der Aufmerksamkeit vor, und zwar kann es sich um alle vier Möglichkeiten des Aufmerksamkeitsdefekts handeln.

Die Aufmerksamkeit muß entsprechend erweckbar und entsprechend haftbar sein. Beim Fehlen dieser Eigenschaften kommt es zu den Zuständen, die man als Hypovigilität und Hypotenazität bezeichnet. Ihre krankhaften Gegenteile sind die Hypervigilität und die Hypertenazität. In allen diesen Fällen ist die Aufmerksamkeit derart verändert, daß ein richtiger Lernerfolg nicht eintreten kann.

Die häufigere Form ist, bei der richtigen Schizophrenie, die erhöhte Ablenkbarkeit, die sich in Zerstreutheit und in weiterer Folge als Zusammenhanglosigkeit darstellt. Der Gedanke eines Gespräches wird wohl erfaßt, auch bis zu einem gewissen Grad weitergeführt, doch verhältnismäßig bald abgebrochen. Auch bei leichter geschädigten Kindern ist die Ablenkbarkeit der Aufmerksamkeit die gewöhnlichste Erscheinung.

Sie wirkt besonders störend, wenn ein aktives Lernen stattfinden soll. Für das lernende Kind ist es nicht genug, wenn es sich nur kurze Zeit mit einem Gegenstand befaßt; es ist notwendig, daß der Gegenstand wiederholt wird, daß man auf seine Einzelheiten eingeht. Jeder geistige Vorgang, der zu früh abgebrochen wird, bleibt unentwickelt, der Lerneffekt bleibt aus. Mit der leichten Ablenkbarkeit verbindet sich die Flüchtigkeit des Haftens; der Eindruck kann nicht Fuß fassen, er wird durch einen anderen leicht verdrängt, ein Geräusch in Hörweite, ein Gegenstand, der ins Gesichtsfeld kommt, ist imstande, die Aufmerksamkeit vollständig zu unterbinden. Das Wissen bleibt lückenhaft, in den leichteren Fällen bildet sich eine Oberflächlichkeit, die in günstigen Lebensverhältnissen ein Scheinwissen vortäuscht und den Menschen zwingt, durch sein ganzes Leben in einem schwimmenden Ignorantentum zu verharren.

Im Gegensatz zu den ablenkbaren, bleiben andere Kranke an einem Wort oder an einem Begriff kleben, können sich von ihm nicht trennen. Sie beschnuppern den Begriff von allen Seiten, ohne eigentlich in ihn einzudringen und sie versäumen inzwischen die Weiterfolge des Gedankenganges. Solche Menschen sind natürlich nicht ablenkbar, aber aus dem scheinbaren Vorteil erwächst ihnen kein Gewinn. Sie bleiben von einem weiteren Lernerfolg ausgeschaltet und sind in der vollentwickelten Psychose auch tatsächlich zu neuem Wissenserwerb unfähig.

Die Miniaturformen dieses Zustandes finden sich in der Schule ebenfalls in großer Häufigkeit. Teils handelt es sich um vorübergehende Störungen, teils um Veränderungen der ursprünglich günstigen seelischen Verfassung. Die Schüler werden weitschweifig, umständlich, brauchen übermäßig viel Zeit, haben eine unnatürliche Gründlichkeit, wollen tiefenbohrerisch die letzten Ziele erreichen, kommen aber durchaus nicht weiter. Wenn auch keine Lernunmöglichkeit vorliegt, so kommt es doch zu einer Lernschwäche, die einen höheren Studiengang aufzuhalten imstande ist, die ein Talent in seiner Weiterentfaltung hindert.

Die Pathologie der Schizophrenie kennt in ihren schwereren Formen ein Fehlen von Vorstellungen, die ein planmäßiges, zielbewußtes Denken ermöglichen. Es ist klar, daß hier unendlich viel individuelle Verschiedenheiten vorhanden sind, daß Konstitution und Gewöhnung von ausschlaggebender Bedeutung werden. Die Zielvorstellungen des einfachen geistigen oder körperlichen Handlangers sind andere als die des Gelehrten und des weitausschauenden Landwirtes. Die Krankheit kann natürlich nur innerhalb einer bestimmten Berufssphäre erkannt werden. Das Ausfallen kurzfristiger Zielvorstellungen wird schon den Taglöhner unbrauchbar erscheinen lassen; dort, wo man höhere Ansprüche stellt, wird dieser Mangel erst später zu erkennen sein. Dieses Fehlen des fixen Zielpunktes kann sich darin äußern, daß der Betreffende vollkommen planlos vorgeht, was dem gewöhnlichen Gedankengang des Schizophrenen der unteren Schichten entspricht. Der Schizophrene der höheren Schichten hat durch seine früheren Erfahrungen eine größere Bereitschaftsmöglichkeit für frei aufsteigende Assoziationen, die sich wirr aufdrängen, in großer Menge auftreten und damit das Ziel verschwimmen lassen. Der schizophrene Gymnasiast schmiedet tausend Pläne, macht phantastische Erfindungen, prahlt mit seinem Wissen; das schizophrene Mädchen aus dem Volk denkt an gar nichts und verhält sich ruhig, ablehnend.

Wenn die Ziele vollständig schwanken, die Ablenkbarkeit der Aufmerksamkeit einen höheren Grad erreicht hat, dann entsteht beim wirklich Kranken die Ideenflucht. Innerhalb der Krankheit ist sie ein ständiges Symptom, sie tritt aber auch bei den verschiedensten Abnormitäten ohne deutlich erkennbare Ursachen auf. Psychopathische Kinder, die davon betroffen werden, gebärden sich nur zeitweise ganz eigentümlich, haben wüst ausschweifende Gedankengänge und haben sie besonders lebhaft, wenn sie in ungewohnte Situationen geraten sind. Der Norm näher stehende Kinder können bei Übermüdung, bei Aufregungszuständen jeglichen Ursprungs ganz ähnliche Bilder zeigen, nur treten diese selten auf, sind an die Gelegenheit gebunden und verschwinden rasch wieder.

Eine weitere Eigenheit der schizophrenen Gedankengänge liegt darin, daß ihre Ziele wertlos sind, daß ganz gleichgültige Angelegenheiten beharrlich in Gedanken verfolgt werden. Die tiefste Form, in der sich solches Denken äußert, ist ein Kleben an Alliterationen, Assonanzen und Schüttelreimen. Innerhalb des schizophrenen Wortsalates sind sie ebenso lästig wie in den Faseleien Betrunkener. Auf einer etwas höheren Stufe steht die Witzelsucht. Dieselben Erscheinungen zeigen lästige, distanzlose Psychopathen. Sie finden sich aber auch als Ungezogenheiten verwöhnter Kinder, besonders solcher, die sich viel in Gesellschaft Erwachsener bewegen, und begleiten sie trotz aller Unannehmlichkeiten, die ihnen daraus erwachsen, durch das ganze Leben.

Kontemplativere Formen der Schizophrenie lieben Verallgemeinerungen, die sie gelegentlich in ziemlich pathetischer Weise zum Ausdruck bringen. Sie antworten gerne mit einer Lebensregel, mit einem Spruch. Sie gehen aber auch zu philosophischen Themen über oder verbreiten sich mehr oder weniger fanatisch über religiöse Weltanschauungen. Unter den extremen Jugendlichen aller politischen Parteien finden sich derartige Schizophrene gar nicht selten. Auch die Frage der Erziehung liegt ihnen ungemein am Herzen. Glücklicherweise bleiben sie nicht allzulange dabei und es gehört zweifellos zu einem Abflauen ihrer geistigen Erkrankung, wenn sie in weniger schwierige Formen von Betätigungen sich verlieren. Viele dieser jungen Leute werden aber wirklich zu Märtyrern ihrer Gedanken und ihr Ende ist, wenn nicht der Selbstmord, so das Gefängnis. Zu ihrer Tendenz zur Verallgemeinerung tritt allerdings auch sehr stark das Fehlen logischer Operationen. Eine genaue Betrachtung ihrer Ziele läßt die früher beschriebene Verworrenheit immer wieder leicht erkennen.

An diesen jungen Leuten läßt sich auch zeigen, wie stark die Affekte sind, die sich mit ihrer Handlungsweise verbinden. Sie sind so ganz bei ihrer Sache, daß man ihnen gewiß nicht den guten Glauben absprechen kann. Aber gerade die Stärke ihrer Affekteinstellung stempelt sie zu dem, was sie in Wirklichkeit sind: zu Schizoiden, also zu Menschen, die zum mindesten eine gewisse Neigung haben, im Sinne der Schizophrenie zu erkranken. Es ist aber durchaus nicht leicht, gerade in der Stärke des Affektes bei diesen idealen Bestrebungen der Jugendlichen das Pathologische vom Psychologischen zu trennen. Zweifellos haben die gesunden Enthusiasten große Ähnlichkeit mit dem Verrückten; es kann durch eine entsprechende Steigerung exogener Natur auch beim Normalen zum selben Endeffekt kommen. Während aber der Normale seine Sturm- und Drangperiode übersteht, sich neuen, weiteren, höheren Idealen zuwendet und schließlich in einer praktischen Betätigung endet, damit allerdings langsam, aber sicher seine Affekteinstellung einbüßt — kommt der Kranke oder Abnorme nicht mehr los.

Diese starke Affekteinstellung ist natürlich nicht allein an Ideale gebunden. Sie findet sich vielmehr im Gegenteil auch mit ganz dissozialen Trieben vergesellschaftet und wird mit demselben Eifer und derselben standhaften Ausdauer festgehalten. Schizophrene Verbrechernaturen bleiben affektbetont in ihrem Lebenswandel stecken, haben auch die Neigung, sich stets gleichbleibend zu wiederholen, was sogar so weit geht, daß sie innerhalb ganz abgegrenzter Verbrechenskategorien sich immer wieder betätigen. Jede aktive Einmengung in ihren Lebenswandel wird mit der gleichen Vehemenz zurückgewiesen, ist für sie ein besonderer Grund, mit ihrer Aggression hervorzutreten.

Der stark affektbetonten Einstellung steht innerhalb der Psychose die affektive Verblödung gegenüber. Es wirkt auf diese Kranken weder etwas Angenehmes noch etwas Unangenehmes, sie sind allen Lebenslagen gegenüber gleichgültig, sind um ihre Zukunft ebenso unbesorgt, wie reuelos gegenüber ihrer Vergangenheit. Sie ertragen selbst Mißhandlungen, lassen sich ohne Widerwillen internieren, fühlen sich sogar bei beschränkter persönlicher Freiheit verhältnismäßig wohl und finden, daß sie jetzt wenigstens geborgen sind. Als Symptom der Psychopathie und als gelegentliche Temperamentseigentümlichkeit Normaler tritt diese Herabsetzung der Affekte ebenfalls auf. Es gibt Menschen, die sich nicht gerne aktiv um ihr Schicksal kümmern, die alle Ereignisse an sich herantreten lassen, die sich ihrer persönlichen Verantwortung entziehen, ihre Unsicherheit benützen, um sich vor sich selbst zu rechtfertigen. Diese sicher schizophrene Eigenschaft kann sich bei Leuten, die im Beruf stehen, sehr unangenehm bemerkbar machen; sie wird aber zu einer direkten Gefahr für Jugendliche, die damit behaftet sind. Bei auch nur halbwegs ungünstigen äußeren Verhältnissen müssen sie im Leben versagen und sozial scheitern.

Die Schizophrenen sind fast durchwegs durch eine bestimmt fixierte Affektlage charakterisiert. Die Affekte ändern sich nicht, auch wenn es die Begleitumstände erfordern. Sie bleiben traurig auch in angenehmen Situationen, oder geben ihren guten Humor nicht auf, auch wenn dieser keineswegs am Platze ist. Das kann als Gefühllosigkeit, als Roheit in dem einen Fall erscheinen, in dem anderen Fall sind sie Spaßverderber und Nörgler. Neurotiker und Psychopathen sind von dieser Eigenschaft durchaus nicht frei. Es gehört sehr viel an erzieherischem Einfluß dazu, um ihnen eine entsprechende Anpassungsfähigkeit beizubringen.. Bis zu einem gewissen Grade ist auch der normale Mensch von seiner ihm eigentümlichen Affektlage abhängig; doch ist diese zum größten Teil an äußere Momente gebunden. Diese Momente liegen in einer mehr oder weniger unbewußten Vergangenheit. Man bleibt bestimmten Personen gegenüber fast immer unverändert. Alte Schulkameraden sehen sich immer wieder als die „alten". Die Erinnerungen an die Vergangenheit wirken offenbar so stark mit, daß sie das ganze Benehmen, bis zu einem gewissen Grad auch den Gesichtsausdruck beeinflussen. Ebenso wenig ändert sich das Verhältnis zum früheren Lehrer, zum Vorgesetzten, wie auch umgekehrt zum Schüler und Schützling, zum Untergebenen. Man sieht also, wie weit sich pathologische Züge ganz in die Norm hinein verfolgen lassen.

Beim Kranken ist diese Fixierung an andere, nicht nachzuweisende Assoziationskomplexe gebunden. Sie hat deshalb eine viel längere Dauer und ist durch die äußeren Umstände der nächsten Umgebung nicht beeinflußbar. So bleibt der eine in einer erhabenen Pose, ein anderer wirkt schauspielerisch, ein dritter macht den „wilden Mann"; es können weitausgedehnte Zeiträume vergehen, bis eine andere Rolle gewählt wird.

Das ausgesprochene Krankheitsbild der Schizophrenie ist durch eine Erscheinung charakterisiert, die man als „Autismus" bezeichnet. Bei einer äußerlich vollkommen erhaltenen Orientiertheit in Raum und Zeit sind die Kranken der Außenwelt gegenüber unzugänglich und ablehnend gegen jeden Versuch, in ihr inneres Leben einzudringen. Es gibt eine Reihe von Graden, in denen sich dieser Zustand zeigt; einer der schwächeren ist es, wenn der Kontakt mit der Außenwelt wenigstens oberflächlich erhalten geblieben ist, wenn sich der Kranke bemüht, zu zeigen, daß er mit seiner Umgebung mitlebt; im Gegensatz dazu schwerere Fälle, wo jede Spur eines Zusammenhanges, selbst mit den nächsten Verwandten, verlorengegangen ist. Die Kranken leben, wie der Name sagt, nur mehr für sich ein Eigenleben, das jeden Zweckes zu entbehren scheint.

An dieser Stelle läßt sich leicht der Zusammenhang der Psychose mit Zuständen der Psychopathie und des normalen Lebens zeigen. Ob es jemals zu einer Psychose kommt, ob der psychopathische Schizoide sich gänzlich auf seine eigene Person einstellt, eine Eigenbrötelei betreibt, die ihn völlig von seiner Umgebung entfremdet: derartige „Eingänger", deren schizothymer Charakter zumindestens auch sonst zu erkennen ist, kommen als sogenannte Normale oft genug vor. Das Bedürfnis, sich von der Gesellschaft loszureißen, das der gewöhnliche Mensch gelegentlich empfindet, ist nur wesentlich verstärkt; es handelt sich um eine quantitative Verschiebung, die man, je nach dem, als Abnormität oder als Charaktereigentümlichkeit empfinden kann.

Bleuler, der Autor des „Autismus", hat diesen Begriff, auf verschiedene Eigenheiten von Berufsmenschen angewendet. Das autistische Denken macht sich nach seinen Ausführungen bei sehr vielen Leuten geltend, die ihre Wünsche gern erfüllt sehen. Berufe, die nur dann äußere Erfolge versprechen, wenn sie positive Leistungen aufzuweisen haben, sind dafür besonders empfänglich. So ist der Wunsch des Arztes, einen Patienten zu heilen, ihm zu helfen, so groß, daß er die Mitwirkung der Natur gern vergißt und auch nur scheinbare Fortschritte als die Früchte seiner ärztlichen Arbeit ansieht. Ganze Heilmethoden sind unter diesem Gesichtswinkel entstanden und ebenso auch wieder verschwunden. Es erübrigt die Anwendung auf andere Berufe, auf Erzieher, Anwälte, Fürsorger usw.

Eine genaue Analyse der Schizophrenen zeigt gelegentlich, daß sie das Gefühl ihrer eigenen Person verloren haben. Die vorhin genannte Erscheinung ist also über die eigene Person hinausgegangen. Aus den Aussagen der Kranken geht hervor, daß sie offenbar ganz andere Personen geworden sind, daß sie ihr eigenes Ich vermissen. Als rein nervöses Symptom gehört der Verlust des persönlichen Aktivitätsgefühls zu den bekannteren Erscheinungen und es ist seine Entstehung um so leichter verständlich, als Erschöpfung und Erregungszustände aller Art auch den vollständig normalen Menschen in dieselbe Situation bringen können. Man sieht hier also nur einen Unterschied gegenüber der Zeitausdehnung, nicht aber im Wesen der Erscheinung.

Sehr verwandt und direkt abzuleiten aus dem Verluste der Persönlichkeit oder aus den schwereren Erscheinungen des Autismus ist der Negativismus. Die Entfremdung von der Außenwelt bringt es allein mit sich, daß dem Kranken alles gleichgültig wird, daß er deshalb Aufträge nicht befolgt, seinen Pflichten nicht nachkommt. Damit verbindet sich häufig eine vollkommene Willenlosigkeit, die den Kranken wenigstens zeitweilig für seine Umgebung gänzlich willfährig macht. Das kann schließlich so weit gehen, daß der Kranke in jeder Körperstellung, und sei sie noch so unbequem, verharrt (Katatonie). Psychopathen und Normale zeigen diese Erscheinung bei besonderen Gelegenheiten. Der ermüdete Neurastheniker verliert vollständig seinen Willen oder er verweigert jede ihn auch nur halbwegs in Anspruch nehmende Bemühung. Das Lernen abnormer Kinder (Psychopathen und mancher Schwachsinniger) hat unter diesen Eigentümlichkeiten stark zu leiden. Vielleicht wirklich vorhandene Energie wird einfach nicht ausgenützt. Man weiß, daß eine besondere Anregung durch einen lustbetonten Reiz, manchmal auch durch einen unlustbetonten, wie Androhung von Strafe, merkwürdig starke Hindernisse zu überwinden imstande ist. Das absolute Nichtwollen bleibt aber doch bei den nervösen Formen ein Nichtkönnen, das zu überwindende Hemmnis ist krankhafter Natur und hat zweifellose Ähnlichkeit mit den Sperrungen des Negativismus. Der ermüdete Neurastheniker leidet unter denselben Übeln, desgleichen jemand, der durch aufregende Erlebnisse eine nervöse Erschütterung erlitten hat oder sich noch darin befindet. Was in dem einen Fall Erschöpfung beziehungsweise Überempfindlichkeit oder eine stärkere Reaktion auf unangenehme Erlebnisse hervorgerufen hat, wird in der Krankheit zum hervorstechenden Merkmal.

Sehr bezeichnend für die Tatsache des Persönlichkeitsverlustes ist bei den schizophrenen Kranken die Art ihrer Halluzinationen. Sie beziehen sich auf Körperempfindungen ganz eigentümlicher, sogar grotesker Art. Der Kopf wird im Bauch gefühlt, die Arme fehlen, die Kranken spüren nichts von sich. Hier liegt einerseits eine sehr greifbare Brücke zum Traumleben, anderseits zu Emanationen der Kunst. Über derartige Phänomene gibt es derzeit eine Reihe von Büchern. Es ist bloß seit dem Bekanntwerden dieser Tatsachen sehr schwierig geworden, die Grenze zwischen wirklichen künstlerischen Erscheinungen und den Darbietungen der Geisteskranken zu finden. Eine Erklärung dafür ist aber vielleicht dadurch gegeben, daß man unter den schaffenden Künstlern sehr viele Neurotiker und Psychopathen annehmen muß und daß man die Konzentrierungen ihrer Schaffenskraft auch in der krankhaft veränderten Weise hinzunehmen hat. Der ganz normale, real denkende Mensch wird allerdings von all diesen Erscheinungen frei bleiben, vorausgesetzt, daß er nicht vorübergehend doch in eine Stimmung gerät, die ihn ausnahmsweise für die Auffassung dieser neuen Eindrücke disponiert. Gelingt es, den normalen Menschen einmal in einer solchen Stimmung zu überrumpeln, dann kann er sich eines ästhetischen Genusses bewußt werden und mit der Zeit auch in die Lage kommen, sich bei wachen Sinnen dafür einzustellen. Die Saulus-Pauluswendung in Kunstangelegenheiten findet auf diese Weise eine Erklärung.

Eine Betrachtung der häßlichen Traumbilder zeigt, daß in jedem Menschen gewisse Beziehungen zur Psychose schlummern. Diese können allerdings sehr oberflächlicher Natur sein. Wenn zum Beispiel schwere Kost am Abend Traumbilder schreckhaften Inhaltes auslöst, braucht man an nichts weiteres als an größere Empfindlichkeit des Magendarmtraktes zu denken. Daß innerhalb des Traumes die Assoziationen allen möglichen Unfug treiben, nimmt nicht Wunder; und da auch die Geschlechtsfunktionen im Schlafe nicht vollständig zur Ruhe kommen, ergibt sich eine Kombinationsmöglichkeit, durch die der Traumdeutung alle denkbaren Wege offen bleiben.

Wie die schizophrenen Halluzinationen sind auch die Wahnideen dieser Kranken durch ihren unlogischen Aufbau charakterisiert. Zum Teil hängt dies mit dem Charakter der Sinnestäuschung zusammen. Wenn sich jemand für tot hält und trotzdem Anordnungen trifft, ergibt sich der Widerspruch von selbst. Die Wahnideen geraten zueinander in ein Chaos, wie Bleuler sich ausdrückt. Sie finden sich aber in unverkennbarer Ähnlichkeit bei den schizoiden Führernaturen der radikalen Parteien aller Richtungen. Und wer die weltverbessernden Elemente unter ihnen als Redner und Journalisten näher kennengelernt hat, der wundert sich nur immer wieder über die Kritiklosigkeit der Menge, die sich von ihnen auch nur einen Augenblick verblüffen läßt.

Paranoische Erscheinungen

Die Paranoia wird nach der jetzt üblichen Fassung folgendermaßen dargestellt: Es handelt sich um die fortschreitende Entwicklung von sukzessiven Wahnideen, die sich aus inneren Ursachen schleichend entwickeln und trotz vollkommener Erhaltung und Klarheit des logischen Denkens nicht verlassen werden. Diese Erkrankung spielt innerhalb der Pathologie eine verhältnismäßig geringe Rolle, ja es gibt sogar viele Stimmen, die die Paranoia als einheitliches Krankheitsbild nicht gelten lassen wollen. Für den vorliegenden Zweck ist sie aber deswegen besonders heranzuziehen, weil ein Teil ihrer Krankheitserscheinungen ganz außerordentlich starke Beziehungen zum Leben des Psychopathen und vielfach auch des Normalen hat.

Die Pathologie der Paranoia bringt in ihren eindeutigen Fällen eine ganze Reihe von Zustandsbildern, denen man im gewöhnlichen Leben auf Schritt und Tritt begegnet. Sie werden vielfach mit Wörtern bezeichnet, die mit „Wahn“ zusammengesetzt sind; so der Eifersuchtswahn, der Größenwahn, der Liebeswahn, der Verfolgungswahn usw. Dazu kommen noch die verschiedenen eigensinnigen Einstellungen auf bestimmte Formen des Lebenswandels, die mit irgend einer Richtung der Philosophie, der Literatur, der Religion, mit Körpersport, mit Sammeln usw. zusammenhängen.

Das eigentliche Wahngebilde ist auch für den Psychiater in vielen Fällen nicht ohneweiters zu erkennen. Wer mit einem Paranoiker zusammenkommt, wird erst langsam durch seine Äußerungen dazugeführt, daß er einen Menschen vor sich hat, dessen Denken zu beharrlich ist und der viel zu viel Affekte in seine Behauptungen hineinlegt. Nur ein Symptom wird immer sofort als krankhaft empfunden, wenn es einmal einwandfrei beobachtet ist: der Kranke sieht Dinge oder hört Stimmen, die in der Wirklichkeit nicht vorhanden sind.

Bevor man aber daran gehen kann, festzustellen, ob jemand tatsächlich nur den Täuschungen, die ihm eine erkrankte Seele produziert, erliegt, hat man die Verpflichtung, sich gründlich davon zu überzeugen, ob nicht doch Wahrheit dahintersteckt. Ist dies einmal festgestellt, dann bleibt noch immer die Frage, ob die Sinnestäuschung nicht durch Suggestion zustande gekommen ist. Diese Feststellung war nie ganz leicht. In den letzten Jahren ist sie noch um einiges schwieriger geworden, weil die allgemeine Erregung der Menschheit der Suggestion einen sehr dankbaren Boden geschaffen hat. Unter dieser Voraussetzung hat sich eine ganze Reihe von Menschen mit okkulten Dingen befaßt. Diese führen nicht nur zu den abenteuerlichsten Gedankengängen, sondern produzieren auch Gehörs- und Gesichtshalluzinationen, wie man sie in der stärkst ausgeprägten Paranoia nicht deutlicher finden kann. Diese Menschen sprechen mit entfernten Personen, sehen fremde Länder, stehen in engster Beziehung mit der weitesten Vergangenheit, in der sie so und so oft gelebt haben. Wieweit die in Kennerkreisen gut bekannten, meist jugendlichen Medien im Sinne der Paranoia verrückt sind, wieweit sie hysterisch und wie stark sie, wenn sie nicht schwindeln, mit besonderen Eigenschaften begabt sind, soll hier nicht weiter erörtert werden. Eines ist sicher: daß die meisten der jugendlichen okkultistischen Amateure trotz ihrer Phantasien nur wenig neurotisch sind, daß sie aber mit einer geübten Autosuggestion sich ein eigenes Wachtraumleben zurechtrichten, das sie gar nicht ungeschickt für allen denkbaren Unfug auszunützen verstehen.

In der Tat handelt es sich um einen infantilen Zug, der für die ganze Kindheit und für die Jugend seine Bedeutung hat, als solcher ohne entsprechende Nahrung von außen nicht einmal eine Abnormität darstellt und erst in der Schrullenhaftigkeit der Zeit sich so eigentümlich entfalten konnte. Noch besser zu begreifen ist die Bereitschaft der Jugendlichen für das Wunderbare, wenn man bedenkt, daß sie gerade mit den Geheimnissen der Technik und der Wissenschaften vertraut gemacht wurden. Ebenso wie das Kind es ohneweiters hinnimmt, daß sich die Erde um die eigene Achse dreht und daß die Bewegung der Sonne um die Erde eine scheinbare ist, ebenso ist es auch für alles Mysteriöse, Geheimnisvolle zu gewinnen. Und an Genossen aus Kreisen der Erwachsenen fehlt es der jetzigen Jugend gewiß nicht!

Das Phantasieleben der Jugendlichen ist nicht nur an das Mystische geknüpft. Es bildet sich in ähnlicher paranoischer Weise im Anschluß an reale Erkenntnisse. Zum Unterschied vom Erwachsenen, dessen Erfahrungsmassen sich der Phantasie entgegenschieben, knüpft das Kind und der Jugendliche schon bei den geringsten Kenntnissen an. Weite Wissensgebiete werden durchflogen, unerhörte, unübertroffene Erfindungen und Entdeckungen werden in kürzester Zeit das Kind berühmt, wohlhabend, zum reichsten Menschen werden lassen. Verspielte Träume und verträumtes Spielen, das sich schließlich am fruchtbringendsten in den Entdeckungs- und Erfindungsbüchern der Jugend auslebt, und in noch viel befriedigenderer Weise, allerdings mit einiger Gefährdung, in den berühmten und berüchtigten Abenteuerromanen.

Wenn nicht poriomane Züge auftreten, woran die Lektüre nie Schuld tragen kann, wird man über die phantastischen Träume der Jugendlichen, so lästig sie auch werden können, hinwegkommen. Viel unbequemer sind Fixationen, die sich auf die Einbildung mancher Talente gründen, weil sich damit eine wesentliche Erschwerung der Berufsbahnung einstellt. Dichten schadet bekanntlich nicht. Die künstlerisch manuell bedingten Fertigkeiten (darstellende Künste, Musik) scheitern an dem Fehlen der notwendigsten Voraussetzungen. Aber Kino. Bühne, Tanz — das sind die Künste, wo das Talent in der Jugend nicht so leicht festzustellen ist und wo die Enttäuschung nicht sofort erfolgt; daher werden gerade diese die Ursache späterer schwerer Entgleisungen.

Die allzusehr erregte Phantasie ist für die Mitmenschen in der Regel belanglos. Man kann nur gelegentlich für die bedrohte Existenz des Phantasten besorgt sein. Nur durch die Phantasielügen kann es zu Unannehmlichkeiten schlimmerer Art kommen, weil sie auch die Mitwelt betreffen. Das Hauptgebiet dieser Lügen ist die Sexualität, die gewöhnlichsten Vertreter dieser Art von Lügnern sind kleine Mädchen. Der Ursprung der Lüge liegt meist in einer anscheinend gleichgültigen, zufälligen Beobachtung des Kindes oder es wird an Erzählungen sexuellen Inhaltes, die von anderen Kindern stammen, angeknüpft. Die Aussagen werden durch ungeschicktes Befragen immer mehr fixiert, sie werden mit dem vollen Brustton der Überzeugung vorgebracht und meistens auch von den Kindern selbst geglaubt. Die sich ergebenden forensischen Verwicklungen gehören zu den peinlichsten Erscheinungen des Gerichtssaales, weil sie in die an sich schwierige Materie der einschlägigen Straffälle die größte Verwirrung bringen.

Andere pathologische Lügen haben einen ähnlichen Aufbau. Gewöhnlich ist auch bei ihnen ein realer Ausgangspunkt vorhanden. Irgend eine unerlaubte, oft eine kriminelle Tat leitet unter dem Druck der Verhältnisse einen fabulosen Gedankengang ein. Diesem entsprechend folgen weitere widersinnige Handlungen, deren Torheit kino-komödienhaft weiterwächst, bis endlich eine Lösung von außen erfolgt. Die Jugendlichen scheinen bei ihrer Einvernahme gänzlich den Verstand verloren zu haben und erst, wie nach einem längeren Schlaf erwacht, können sie über ihre Erlebnisse Angaben machen. Vollständig traumhaft, dämmerhaft ist dieser Zustand wohl nur bei Epileptikern und Hysterikern. Er bleibt aber auch beim gewöhnlichen Psychopathen sehr traumähnlich und er ist nicht wesentlich anders, wenn er normale Kinder und Jugendliche betrifft, die durch eine kriminelle Handlung in einen größeren Aufregungszustand versetzt wurden.

Ein wirklich bedeutsames Ereignis hat dieses erlogene Wahngebilde ausgelöst, seine Formen entsprechen der Größe der seelischen Erregung. Die leichtere Verletzbarkeit eines reizbaren Nervensystems verursacht aber auch bei wesentlich unbedeutenderen Ursachen die gleichen Wirkungen. Auch wenn es nicht zu den genannten schweren Störungen kommt, hat der Neuropath Reaktionen in seinem Wesen, die ihn auffällig machen. Er wird ohne jeden deutlich erkennbaren Grund unsicher in seiner Handlungsweise, er weiß nie, ob er recht getan hat oder nicht. Er ist auf jeden Fall geneigt, sich zu verstecken, er sagt lieber „nein“ als „ja“ und damit gerät er, auch ohne es zu wollen, in die Lüge. Diese Lüge ist das Ergebnis einer fehlerhaften Einschätzung der Situation und der sich daraus ergebenden Folgen. Sie ist als solche eine sehr häufige Erscheinung im Schulleben und wird fast immer moralisch falsch gewertet. Der Bericht über solche Kinder lautet: lügenhaft, wenig wahrheitsliebend, falsch. Für den Charakter selbst ist diese Tatsache vollkommen belanglos; denn das Kind wird nicht lügen, wenn es bei gefestigtem Selbstbewußtsein nichts zu verbergen hat.

Eigentlich fallen alle Lügner, Schwindler und Hochstapler in dieses Gebiet. Der Gelegenheitslügner fühlt sich einer augenblicklichen Situation gegenüber nicht gewachsen. Er nimmt die Folgen seiner Handlungen nicht auf sich oder hofft auf einen mehr oder weniger großen Vorteil, den er durch eigene Kraft nicht erreichen kann. Wie leicht ein ungewöhnliches Ereignis eine vorübergehende Schwäche mit ganz ähnlicher psychischer Verfassung herbeiführen kann, beweist das Benehmen der Zeugen vor Gericht. Wer es nicht gewohnt ist, vor Gericht zu sprechen, bringt kaum seine Genealien richtig hervor und gerät überhaupt sehr leicht in Verwirrung. Es ist aber kein besonderer Aufregungszustand, sondern nur eine Unsicherheit, da man nicht weiß, wie weit die Äußerungen von Folgen begleitet sind. Hat man einmal eine unrichtige Angabe gemacht, dann fixiert sie sich und man baut wissentlich auf ihr weiter, weil man nicht mehr zurück kann. Es fällt keinem Richter ein, derartige Zeugenaussagen als Verbrechen zu werten, was sie nach dem Strafgesetze wären. Aber auch das gewöhnliche Leben bietet eine unendliche Reihe von Gelegenheiten, bei einer einmal leichtfertig gemachten Äußerung zu verharren und systematisch auf ihr ein Lügengewebe auszubauen, das nur beschämend wirkt.

Der Gewohnheitslügner und der Hochstapler haben fast immer ihre fixierten paranoischen Gebäude, an denen sie so lange festhalten, bis sie einer kritischen Person gegenüberstehen. Sonderbarerweise gibt es Menschen, die niemals von Hochstaplern angeführt werden können, weil diese für sie eine zu große Empfindlichkeit haben. Das Bewußtsein ihrer Unwahrheit wird ihnen durch das Dazwischentreten der schärfer blickenden Person unterbunden, sie verlieren sofort ihr sonstiges Auftreten, wenn sie nicht vorziehen, im großen Bogen auszuweichen. Da der richtige Hochstapler es aber immer verstehen wird, sich seine Gesellschaft entsprechend zu wählen, kann er mit der Zeit seine Einbildungskraft wesentlich steigern.

Die phantastischen Gebilde können daher beim Hochstapler so lebhaft werden, daß ihm die Kritik der Realität vollkomen verloren geht. Und er kann sich deshalb so gut in verschiedene Lebenslagen einfühlen, weil er vollständig an sein System glaubt. Es gibt aber unter den Hochstaplern eine ganze Menge von Leuten, die es von vornherein gar nicht darauf angelegt haben, die Menschen zu täuschen, sondern nur innerhalb eines Lebensplanes, der bis zu einem gewissen Grade gedanklich fixiert ist, sich betätigen wollen. Sicher spielen hiebei Größenideen mit. Es ist sehr wahrscheinlich, daß diese Leute wirklich eine besonders hohe Einschätzung von sich haben, daß sie überzeugt sind, für etwas besseres geboren zu sein. Sie haben gewissermaßen die Erscheinungen im Kleinen, die bei der richtigen Paranoia symptombildend werden: die vollständig fixierte Idee und das daran anknüpfende System. Sie sind also auch Söhne und Töchter großer Familien; der rein paranoische Gedanke: „Ich bin der Sohn des Kaisers, der Grafen X., ich stehe zu Gott in einer verwandtschaftlichen Beziehung" tritt beim Hochstapler nur entsprechend gemäßigt in die Erscheinung.

Beim Kind und beim Jugendlichen handelt es sich gelegentlich um ganz ähnliche Beziehungen. Oft ist ein sehr starker Glaube an sich selbst vorhanden, der durch besondere Ereignisse zeitweise befriedigt und dadurch um so stärker angeregt wurde. Dazu gehören die Kinder, die durch die Auslandsaktionen in viel größere Verhältnisse gekommen sind, als sie von zu Hause gewöhnt waren. Ferner aber auch Kinder, die ihre Eltern früh verloren haben oder nicht kannten, von fremden Leuten aufgezogen wurden und in ihrer Unsicherheit zu phantastischen Ideen bezüglich ihrer Abstammung gekommen sind. Ein gewisser äußerer Schliff, bessere Kleidung, ein Abstand gegenüber der aufgezwungenen Umgebung im Bildungsniveau wirkt verstärkend und erzeugt damit fast nicht zu bändigende Trennungsgelüste.

Einige Verwandtschaft mit dem Hochstapler haben Leute mit dem Prophetenwahn, der in der Paranoia als göttliche Sendung auftritt. Auch diese Propheten messen sich etwas bei, das weit über ihre Verstandeskräfte hinausreicht, wofür sie nie in Betracht kommen können. Ihre Hochstapelei ist von der aristokratisierenden eigentlich nur äußerlich verschieden.

Die überwertige Idee solcher Personen muß sich nicht auf die Religion beziehen, sie findet sich noch wesentlich häufiger und stärker der Norm zustrebend bei Erfindern und Wissenschaftlern. Richtige Hohlköpfe, die es in ihrem Leben nie zu etwas bringen, vollkommen Spielbälle ihrer Phantasie sind, tauchen mit ihren Ideen für kürzere oder längere Zeit an der Oberfläche auf. Wenn ihre Systeme einen logischen Aufbau haben, gibt es genug Menschen, die ihnen folgen, und oft gelingt es nur einer schärferen Kritik, die weit zurückliegenden, falschen Prämissen aufzudecken. Aber auch der ganz Normale, höherwertige Wissenschaftler bleibt ja von der überwertigen Idee nicht verschont. Irgend eine zufällige Entdeckung gewinnt zuzeiten eine solche Lebhaftigkeit und eine solche Gewalt über den Entdecker, daß sie ihn vollständig in ihren Bann zieht. In dieser Phase übersieht er kleine Fehler des Gedankenganges, die, ins System ausgebaut, immer mehr an Bedeutung gewinnen, bis sie schließlich den ganzen Aufbau als unbrauchbar erkennen lassen. Doch auch ganz richtige, fertige Gedanken lassen den Forscher nicht ruhen, er sucht ununterbrochen nach Analogien in anderen Disziplinen, bis er aus seiner winzigen Entdeckung heraus ein eigenes Weltbild konstruiert hat.

Noch viel intensiver sind solche überwertige Ideen im Leben des Kindes. Sie haben nur gegenüber denen der erwachsenen Personen den Vorteil, daß sie wesentlich rascher abflauen. Die Einbildungen besonderer Leistungen sind in der Regel kurzfristiger Natur, aber während der Phase selbst werden Weltsysteme und Erfindungen uferlos ausgebaut. Das rücksichtslose Fortschreiten des Gedankenganges hat allerdings den Vorteil, daß das intellektuell normale Kind die logischen Fehler bald erkennt, während der Erwachsene, durch Scheuklappen gehindert, an ihnen vorbeisieht.

Wie man erkennt, ist auch der ernst zu nehmende Gelehrte nicht immer vor paranoiden Gedanken sicher und die Betrachtung der Lebenweise eines Gelehrten bringt, ohne daß man sich gerade die Witzblattkarikatur vorstellen muß, oft genug die Verschrobenheit seines Wesens zum Ausdruck. Er hat gewisse Eigentümlichkeiten, eine sonderbare Absperrung von der Welt mit einem systemisierten Zeremoniell, das ihn leicht lächerlich macht.

Solange richtige Arbeit geleistet wird, kann dies alles als belanglos hingenommen werden. Bedenklicher wird es erst, wenn die unangenehmen Eigenschaften des Gelehrten nicht mit wirklicher Gelehrsamkeit und einer wenigstens in gewissen Belangen starken psychischen Aktivität verbunden sind und ein solcher Mensch in tiefbohrerischer Weise an Kleinigkeiten hängen bleibt. So kommt es zur Grübelsucht, die besonders in den Pubertätsjahren sich unangenehm auswirken kann, die aber auch später noch oft genug zu finden ist. Der Grübler ist seiner psychischen Aktivität tatsächlich ausgeliefert; er leistet geistige Arbeit, die als solche wohl zerstreut, ein eigentliches Arbeitsziel aber nicht erreicht und daher keine wesentliche Potenz bedeutet. Sie muß aus diesem Grund allein als unfruchtbar verworfen werden. Da Grübelsüchtige tatsächlich nichts leisten, erfüllen sie schließlich nicht einmal die primitivsten Forderungen, bleiben hinter den gewöhnlichen sozialen Zielen zurück, werden auch leicht dissozial und gehen in dem großen Heer der Unbrauchbaren unter.

Eine Grübelsucht kann sich aber auch dann beim normalen Menschen entwickeln, wenn er in eine Materie gerät, für die er nicht die entsprechende Vorbildung besitzt. Er wird unter diesen Umständen an falschen Gedankengängen hängen bleiben, wird sich in sie verbeißen und damit für die vorgenommene Sache steril werden. Derartige Erscheinungen kann man unter anderem sehr gut bei Leuten bemerken, die sich mit sozialen und erzieherischen Fragen beschäftigen. Auch die Kriminalität ist wegen der starken Affektbetonung sehr verlockend. Man sieht hier besonders gut den Schaden einer theoretischen Beschäftigung mit Gegenständen, die lediglich praktisch erfaßt werden dürfen. Wer sich auf diese Weise in eine Materie vertieft, verliert überdies die Fähigkeit, sich in ihr praktisch zurecht zu finden, wenn sich einmal die Gelegenheit dazu bietet. Allerdings führt eine tüchtige Portion Ignoranz solche Menschen gar nicht selten um alle subjektiven Beschwerden herum.

Die überwertige Idee ist bei den Grübelsüchtigen immer am Werke. Überall wirkt ein System von Gedanken, das sich ohne realen Hintergrund nach außen auslebt. Allen diesen stehen Menschen gegenüber, deren ganzes Denken sie selbst mit ihren Trieben und Handlungen in den Mittelpunkt stellt. Am meisten charakteristisch für diese stark subjektive Einstellung ist in der richtigen Psychose der Beziehungswahn, in dem der Betroffene alle Ereignisse der Außenwelt mit sich in Verbindung bringt. Gewöhnlich fühlt er sich dabei zu kurz gekommen und hat daher einen immerwährenden Anlaß, gekränkt zu sein und sich darüber zu beschweren. Dadurch kommt es zum Querulanten- und zum Eifersuchtswahn.

Es ist leicht, auch hier die Wurzeln des psychotischen Geschehens in die leichteren pathologischen Formen und ins Normale zu verfolgen. Vor allem muß betont werden, daß Aufregungszustände, besonders solche, die die eigene Person in den Vordergrund stellen, zu derartigen Gedankengängen und entsprechenden Handlungen Veranlassung geben. Ein Redner, der durch längere Zeit im Mittelpunkt der Aufmerksamkeit gestanden ist, setzt diese eigentümliche Stellung seiner Person auch fort, wenn er das Versammlungslokal verlassen hat. Alle Menschen schauen auf ihn, er weiß nicht, was sie von ihm wollen. Er wird unruhig, nestelt an seinen Kleidern, bis man ihm versichert, daß er höchstens durch sein Benehmen die Aufmerksamkeit auf sich gezogen hat. Ist man einmal irgendwie angegriffen worden, dann findet man in jeder Miene, jeder Äußerung von Bekannten wieder Ähnliches heraus.

Die größere Kritiklosigkeit der Kinder bringt es mit sich, daß sie, wenn sie auch ganz normal sind, sehr stark von Beziehungsideen gequält werden. Die Erregungszustände, wie sie das Schulleben mit sich bringt, die Furcht vor dem Lehrer, die Angst, vor den Schülern beschämt zu werden, bringen das Kind und den Jugendlichen auf den Gedanken, daß sie lediglich das Opfer feindseliger Einstellungen sind. Die Reaktion darauf ist stets eine unangenehme, da sich sowohl Aggressionen einstellen, wie es auch im Gegenteil zu einer Art Kleinheitswahn mit vollständigem Versagen kommen kann.

Die pathologische Querulanz ist somit in ihrer Grundform schon im normalen Leben entwickelt. Dasselbe gilt für den Eifersuchtswahn. Hier spielen die gewöhnlichen erotischen Momente hinein und bewirken eine Steigerung der diesbezüglichen Affekte, die mit den Tatsachen in einem vollständigen Widerspruch stehen kann. Die Eifersucht ist aber nicht auf die erotischen Beziehungen beschränkt, sie ist genau so stark im Leben des Schülers, des Angestellten, des Kameraden entwickelt. Benachteiligungen und Gunstbezeugungen, besonders Verlust von Begünstigungen, die einem vermeintlichen Nebenbuhler zukommen, haben genau dieselben Affekte zur Folge und führen, vollständig paranoisch verfärbt, zu tiefgreifenden Gehässigkeiten.

Zyklische Erscheinungen

Abnorme mit zyklischen Erscheinungen, die nicht geisteskrank im engeren Sinne sind, wurden von Ziehen schon vor langer Zeit beschrieben. Er bezeichnet als Hyperthymiker solche Menschen, die von der frühesten Kindheit an stets vergnügt gewesen sind, die sich nie unglücklich gefühlt haben, die ihren sorglosen Leichtsinn durch das ganze Leben bewahren. Geraten solche Menschen auf eine schiefe Bahn, dann kommen sie durch die Triebfeder des Leichtsinns immer mehr hinein.

Eigentlich besteht zwischen diesen Menschen und solchen, die an einer richtigen Manie, also an einer Geisteskrankheit leiden, nur ein gradueller Unterschied. Der Maniker ist während der Blüte seiner Krankheit in äußerst gehobener Stimmung und seine Heiterkeit kann sich so steigern, daß ähnlich wie im Rauschzustand sein Handeln durch sie verwirrt wird. Eine derartige Beeinträchtigung des Bewußtseins kommt wohl beim Hyperthymiker niemals vor. Dafür ist aber sein Zustand ein dauernder, die Perioden der Hyperthymie erstrecken sich über viele Monate und Jahre, und, während die Manie bald durch eine Depression abgelöst wird, schließt sich an das gehobene Stadium der Hyperthymie eine Periode an, in der der Betreffende nur etwas weniger erregt ist und deshalb der Norm näher erscheint.

Die hyperthymische Veranlagung macht sich von der frühesten Kindheit an bemerkbar. Die Vorgeschichten der Hyperthymiker ergeben, daß sie schon sehr lebhafte Säuglinge gewesen sind, daß sie wohl wenig geschlafen, aber auch wenig geschrien hätten. Auch das folgende Kindesalter zeichnet sie durch eine ausgesprochene Tränenleere aus. Diese Kinder weinen nicht, wenn sie fallen, sie ärgern sich nicht, wenn man ihnen etwas wegnimmt, sie fürchten sich vor keinem fremden Menschen, fangen bald zu plaudern an, spielen allein, spielen mit Fremden, wie es sich gerade trifft. Sie sind wegen dieser ausgezeichneten Kindereigenschaften sehr beliebt, nützen aber die Verwöhnung, die ihnen zuteil wird, nicht besonders aus. Man hat gar keine Gelegenheit, sie zu strafen, weil sie in Anbetracht ihres kindlichen Betätigungskreises dazu keinen Anlaß geben. Sie werden nur frühzeitig als Schelme und Lustigmacher erkannt und teils scherzhaft, teils auch im Ernst zu dissozialen oder kriminellen Handlungen herangezogen.

Die starke Dissozialität dieser Kinder macht sich dafür ganz energisch mit dem Eintritt in die Schule geltend. Der harmlose Scherz in der Kinderstube oder auf der Straße verstößt gegen die Schuldisziplin. Der Hyperthymiker gerät mit letzterer in die ärgsten Widersprüche, besonders wenn er, wie dies häufig der Fall ist, das Talent besitzt, die Schwächen seiner Lehrer herauszufinden. Der ihm sichere Beifall seiner Kameraden muntert ihn auf, in seiner Weise fortzufahren.

Alle Bubenstreiche tragen den gewissen hyperthymischen Charakter. Sie ärgern nur diejenigen, die sie direkt treffen, denn sonst wirken sie komisch und ziehen immer die Lacher auf ihre Seite. Die Literatur bringt in „Max und Moritz“ die klassische Hyperthymie zum Ausdruck. In den bösen Streichen in der Schule ist denn auch nie eine gewisse Harmlosigkeit zu vermissen und sollte ein Streich einmal wirklich eine bösere Wendung genommen haben, dann stellt sich der Täter freiwillig und reuig zur Verfügung.

Die guten Charakterzüge des Hyperthymikers machen sich auch sonst geltend. Er nimmt mehr auf sich, als er angestellt hat; nicht nur aus Eitelkeit, sondern weil er gern etwas Gutes tut. Er ist für alles, was nach Großmut und Edelsinn aussieht, leicht zu haben, aber er kann auch nicht „nein“ sagen, wenn etwas Schlechtes von ihm verlangt wird. Eben darin liegt seine große Schwäche und die Gefahr für seine Entwicklung. Er wird daher sehr leicht kriminell, noch bevor er die Schule verlassen hat, er wird ohne Schwierigkeit zum Hehler in der Diebsbande, er hat auch Neigung zum „Plattenwesen“.

Die schlechte soziale Entwicklung des richtigen Hyperthymikers ist vielfach von Mißerfolgen in der Schule begleitet. Der Ausgangspunkt dazu ist ein unrichtiges Vorurteil, da man den Hyperthymiker sowohl im Elternhause als auch in der Schule immer für wesentlich klüger hält, als er in Wirklichkeit ist. Die Hyperthymie als solche ist aber an gar keine intellektuelle Besonderheit geknüpft, kommt vielmehr bei allen Intelligenzgraden, vom tiefsten angefangen, vor. Die größere Lebhaftigkeit täuscht, und deshalb taxiert man den Hyperthymiker in der Regel zu hoch. Bevor man ganz dahinter gekommen ist, hat man die Überzeugung: Der Kerl ist zu faul, zu flüchtig, er will nichts lernen, er nimmt sich zu wenig Zeit, will sich nicht bemühen und dergleichen. Diese Mängel hängen wohl mit seinem Temperament zusammen, werden aber durch die leichtere Einstellbarkeit auf der andern Seite aufgehoben. Trotzdem knüpft die Schule ihre Beurteilung der Intelligenz hauptsächlich an die spezifischen Charaktereigenschaften und macht den Schüler für alle Lücken im Schulwissen verantwortlich.

Die Mängel, die dem Hyperthymiker in der Schule geschadet haben, begleiten ihn auch in die Lehrzeit. Der Lehrherr, der sich gefreut hat, einen frischen, sympathischen Burschen gefunden zu haben, kommt bald auf die Schattenseiten seines Wesens; der Lehrling seinerseits entdeckt rasch die Schwächen seines Meisters und fügt ihm einen Schabernack nach dem andern zu. Ernst zur Arbeit und Gewissenhaftigkeit fehlen ihm gänzlich. Er ist in allem unverläßlich und wird leicht anmaßend. Ist ihm etwas in die Quere gekommen, dann verläßt er, ohne im geringsten auf seine Zukunft bedacht zu sein, seinen Posten. Ernstere Gewerbe lernen solche Leute fast niemals aus. Die Geduld, wirkliche Fertigkeiten sich anzueignen, haben sie ebensowenig wie den Ehrgeiz, sich geistig in die Höhe zu arbeiten. Sie geraten daher verhältnismäßig leicht in die Berufe, bei denen es mehr darauf ankommt, eine angenehme Umgangsform zu besitzen, als eine wirkliche Arbeit zu leisten. Diese Berufe haben nur leider das Übel, daß man eine besondere charakterologische Einstellung braucht, um mit dem Strafgesetz nicht häufig in Widerspruch zu geraten. Aus diesem Grunde wird man sich nicht wundern, daß sehr viele hyperthymische jugendliche Kellner, Friseure und dergleichen häufig kriminell werden. Anderseits sind aber nur diese Berufe für sie die geeigneten und es ist sicher noch besser, für einige Zeit das Risiko auf sich zu nehmen, gegebenenfalls nach einer Zwangserziehung es wieder mit solchen Berufen zu versuchen, als sie von vornherein in Berufe stellen, für die sie auch im späteren Leben die Tauglichkeit nicht haben.

Nach den Klippen ihrer Jugend scheint es den Hyperthymikern im späteren Leben größtenteils sehr gut zu gehen. Sie bleiben allgemein beliebt, man vergißt ihre früheren Sünden, es ist bloß wichtig, daß sie in einem entsprechenden Fahrwasser sind. Erst wenn sie älter werden, tritt wieder ein stärkeres Versagen ein, weil offenbar doch der Leichtsinn bestehen bleibt, ohne daß mit der Leistungsfähigkeit der besseren Jahre ein Gegengewicht geboten wäre. Die Tatsache, daß sich in Zwangsarbeitsanstalten so viele ältere Hyperthymiker finden, ist wohl in diesem Sinne zu deuten. Sie ist aber auch ein lebhafter Beweis dafür, daß es sich bei der Hyperthymie um einen durch nichts zu bekämpfenden Zustand handelt, dem man sich wohl erzieherisch anpassen, den man aber nicht beseitigen kann.

Eine eigentümlich geringe Rolle spielt die Sexualität im Leben des Hyperthymikers. Schon beim Kinde fällt auf, daß sexuelle Ungezogenheiten fast nie vorkommen; und nicht nur das, es ist auch der geschlechtlichen Verführung so gut wie unzugänglich. Später macht der Hyperthymiker die gewöhnliche geschlechtliche Entwicklung durch, bleibt aber sexuell verhältnismäßig wenig anspruchsvoll. Dabei ist besonders hervorzuheben, daß er Gelegenheiten, die sich ihm wegen seines sympathischen Wesens bieten, fast nie ausnützt.

Im späteren Leben kommt es wohl häufig zu leichtsinnig geschlossenen Ehen. Die Familie bleibt durch den weiterbestehenden Leichtsinn auch stets gefährdet. Aber es ist immer mehr die Freude am Lustigsein, an Gesellschaft, am Vergnügen, die ihn zu Geldausgaben treibt, und fast nie eine erotische Angelegenheit.

Beim weiblichen Geschlecht tritt die Sexualität ebenfalls in den Hintergrund, was um so auffälliger ist, als das ganze Wesen des hyperthymischen Mädchens doch viele sexuelle Reize hat. Wenn es auch auf eine abschüssige Bahn kommt, und auch gar nicht selten in die Prostitution, dann handelt es sich doch nur um den Leichtsinn, die Liebe zum Vergnügen und die Aussicht auf einen sorglosen, bequemen Lebenswandel. Es ist aber auch aus diesem Grunde die Abkehr von der Prostitution denkbar, wenn auf irgend eine andere Weise die Lebensverhältnisse dem Geschmack entsprechend geregelt werden können.

Das auffällige Fehlen der sexuellen Ausschweifungen wird noch begleitet von einer besonderen Mäßigkeit im Trinken, die durchaus nicht auf die Zurückhaltung, sondern auf die diesbezügliche Bedürfnislosigkeit zurückzuführen ist. Der Hyperthymiker, dessen positive Affekte so leicht ausgelöst werden können, verzichtet von vornherein auf das schwere Geschütz Erotik und Alkohol, dessen sich andere Menschen bedienen müssen, um in eine bessere Laune versetzt zu werden.

Für viele Hyperthymiker bleibt die dissoziale Seite zurück oder sie verschwindet unter dem Einflusse einer planmäßigen Erziehung. Dann ist die Hyperthymie eine Gottesgabe, die, einem Menschen in die Wiege gelegt, ihn bis ins hohe Alter begleitet, ihn nur als Sonnenkind erscheinen läßt. Sie haben ihren feinen Humor als Schriftsteller, sie sind die angenehmen Personen in der Gesellschaft, die Vertreter der sorglosen Heiterkeit, die man überall gerne sieht.

Eine alte gesellschaftliche Erfahrung lehrt, daß man in einem Kreise nicht mehrere professionelle Spaßmacher zusammenkommen lassen darf. Sie schlagen sich gegenseitig und wirken langweilig. Diese eigentümliche Tatsache hat eine praktische Anwendung in der Heilpädagogik gefunden. Hyperthymische Kinder halten nebeneinander ebenfalls mit ihrer Laune zurück; in einer Erziehungsgruppe vereinigt, geben sie ihre humorvollen Streiche größtenteils auf und verlieren unter einem ihre Dissozialität.

Als reine Stimmungsvariante ist die Hyperthymie wohl zu unterscheiden von erethischen, ausgelassenen Kindern, die in der positiven Phase wohl leicht ansprechbar sind, aber doch auch leicht ins Gegenteil umschlagen können. Es handelt sich bei ihnen um Psychopathen und Neuropathen der verschiedensten Art; auch Neurotiker und Epileptiker können ebenso reagieren. Aber das Sonnige, Heitere der Hyperthymie fehlt ihnen, sie ziehen mit ihren Streichen niemanden an, sie wirken schal mit ihrer lauten Heiterkeit, ihre kindlichen Genossen spenden keinen Beifall, die erwachsene Umgebung findet sie für alle Fälle lästig.

In der Art des Phasenwechsels bilden diese Stimmungsausschweifungen einen Übergang zu den depressiven. Die Heiterkeitsphase nimmt immer mehr und mehr ab und schließlich bleibt nur eine öde Grau-in-Grau-Stimmung. Diese zieht sich durch das ganze Dasein und wird nur selten von einem Heiterkeitsausbruch abgelöst.

Auch bei diesen Depressiven liegt der Beginn der schlechten Stimmung schon in der frühesten Kindheit. Sie sind schreiende, verweinte Säuglinge, die man gerne wegschickt, in Tränen aufgelöste, dadurch immer schmierig erscheinende Kleinkinder mit fließenden Nasen. Sie finden als kleine Kinder keinen Anschluß an ihre Kameraden und auch in der Schule geht es ihnen nicht besser. Ihre Kameraden hassen sie, weil sie nicht sicher sind, von ihnen verklagt zu werden, sie verderben jeden Spaß, und trotzdem mag sie auch der Lehrer nicht. Er hält sie für Duckmäuser, für heimliche Sünder, ihre Schulleistungen imponieren ihm nicht, wenn sie gut sind, und er wird ihre Nachlässigkeit und ihre Schlampereien tadeln, wenn sie schlecht sind.

Wenig besser geht es den deprimierten Jugendlichen; kein Meister mag diese verdrossenen Gesellen, ihr Arbeitstempo ist ihm zu langsam. Nach Ermahnung und Aufmunterung fühlen sie sich gekränkt, beleidigt und sind sogleich bereit, den Posten zu wechseln.

Gelingt es ihnen einmal, doch ihre Lehrjahre zu absolvieren und zu höheren Stellungen aufzusteigen, dann werden sie unangenehme Vorgesetzte, höchst lästige Kameraden, Eingeher, mit denen niemand etwas zu tun haben will.

In einem eigentümlichen Widerspruch zur Depression steht anscheinend das Verhalten gegenüber Sexualität und Vergnügen. Die Sexualität tritt bei Depressiven brutal auf, fordert energisch ihre Rechte und findet schließlich auch immer eine genügende Anzahl von Sexualobjekten. Mürrische, launenhafte Bengel ohne jeden Schwung wissen sich noch immer eine Geliebte zu verschaffen, und die weiblichen Vertreter derselben Menschensorte bilden einen nicht unbeträchtlichen Anteil der früh geschwängerten Jugendlichen und der Prostituierten.

Ebenso anspruchsvoll wie in bezug auf die Sexualität sind die Depressiven auf das Vergnügen. Sie gehen leidenschaftlich gerne ins Kino, sie sind bei allen sportlichen Angelegenheiten dabei, lassen ihre Phantasie in den wildesten Romanen ausleben, besuchen Tanzlokale, berauschen sich mit Alkohol und verprassen in der sinnlosesten Weise ihr Geld. Gerade die mürrischesten, langweiligsten jugendlichen Verbrecher begehen ihre kriminellen Taten fast nur mit dem Hintergedanken, sich durch das gestohlene Geld eine möglichst intensive Unterhaltung zu verschaffen. Maßlose Summen werden zu diesem Zweck in einer einzigen Nacht verjubelt.

Eine einfache Überlegung führt zu der Erkenntnis, daß es sich hier um die Kehrseite des bei den Hyperthymikern besprochenen Phänomens handelt. Die tiefe, innere Verstimmung sucht nach Mitteln, um mit sich selbst fertig zu werden. Der Stärke der

Verstimmung entsprechen die kräftigeren Mittel. Und diese liegen in den großen Lustquellen, die man zur Verfügung hat: in der Erotik, im rauschenden Vergnügen, im Alkohol.

Charaktereigentümlichkeiten der Schwachsinnigen

Es ist einerseits erklärlich, daß bei einem intellektuell Defekten die Charaktereigenschaften so klar zutage treten, weil eine Korrektur durch den Verstand, wie sie dem Normalen zur Verfügung steht, nicht möglich ist. Anderseits aber muß man annehmen, daß eine Schädigung des Gehirns, die zu einer Störung der Intelligenz geführt hat, sich zugleich auch im übrigen nervösen Leben äußert. Man findet daher bei Schwachsinnigen alle nur denkbaren Reiz- und Ausfallserscheinungen neben ihrem intellektuellen Defekt, und zwar in der Regel besser ausgeprägt, als man es bei den geistig Vollwertigen gewohnt ist.

Dem Besucher einer Hilfsschule oder einer Idiotenanstalt fällt auf, daß die Kinder in ihrem ganzen Gebaren gewissermaßen die Karikaturen von Menschen in den verschiedensten Stimmungen und Ungezogenheiten bilden. Der Unterschied gegenüber normalen Kindern liegt vor allem darin, daß sich die schwachsinnigen vollkommen schrankenlos in ihren Eigenschaften zeigen, ihre Störungen offen zutage treten lassen, weil ja die erwähnte Korrektur fehlt. Anderseits fällt das Läppische, Sinnlose der einzelnen Triebhandlungen auf. Ein besonders deutliches Beispiel dafür sind die manisch erregten Übermutsformen. Die so gearteten Kinder drängen sich ohne jedes Distanzgefühl an den Besucher heran, machen ihre Witze, versuchen kleine Schelmereien. Sie wirken wesentlich lästiger als die nicht debilen Maniker, weil ihnen jeder Humor fehlt und weil sie in ihren Witzen ganz primitiv sind. Sie lassen sich natürlich durch keine Situation aus ihrer Stimmung herausbringen, zeigen ihren lästigen Übermut, auch wenn gar kein Anlaß vorhanden ist oder dieser mit den gegebenen Verhältnissen in Widerspruch steht.

Andere Kinder sind in geradezu elender Stimmung. Sie weinen vor sich hin oder schluchzen und klagen. Erkundigt man sich nach der Ursache, dann erfährt man, daß gar nichts vorliegt, daß aber auch sonst bei jeder kleinsten Gelegenheit Zornausbrüche, Wein- und Schreikrisen an der Tagesordnung sind. Jede neueintretende Person löse Angstzustände und Tränen aus, die Scheu gegenüber den Pflegepersonen sei nur langsam zurückgewichen.

Viele Kinder zeigen ein ausgesprochen ängstliches Wesen, ohne zu weinen, getrauen sich kaum in die Höhe zu schauen, benehmen sich wie verprügelt, sind allerdings bei jeder Annäherung und bei der kleinsten Zurechtweisung bereit, in Tränen auszubrechen, verhalten sich dann ganz negativistisch und verweigern jede Antwort. Einmal mehr eingeschüchtert, können sie durch lange Zeit, auch durch Jahre, in der Schule vollständig stumm bleiben und nur aus ihren schriftlichen Arbeiten läßt sich entnehmen, daß sie dem Unterrichte gefolgt sind.

Sehr häufig sieht man Kinder, die jeden freien Augenblick verwenden, um sich mit ihren Genossen herumzubalgen. Besondere Gründe dazu gibt es nicht. Es dreht sich bei ihnen immer nur darum, daß sie einen Streit haben wollen und dafür genügt ihnen der kleinste Vorwand. Auch älter geworden, verlieren sie dieses Benehmen nicht und bewahren ein Auftreten, das man sonst nur bei ganz jungen Kindern zu sehen gewöhnt ist. Doch wirken sie durch ihre besser entwickelten Körperkräfte außerordentlich unangenehm und werden insbesondere für ihre kindliche Umgebung bedenklich. Wie richtig ungezogene Kinder werden sie es auch nie versäumen, immer die anderen als die Urheber der Streitigkeiten zu bezeichnen. Sie werden dadurch richtige Querulanten. Dieses Querulantentum kann aber auch ohne Aggression vorkommen und ist unter den geistig Zurückgebliebenen eine sehr häufige Erscheinung. Das in der normalen Schule nur spärlich vertretene Kind, das den Lehrer auf die Fehler der anderen aufmerksam macht, sich beschwert, um sich selbst in ein besseres Licht zu stellen, ist in der Hilfsschule und Schwachsinnigenanstalt etwas sehr Gewöhnliches.

Durch die Roheit können Streitsüchtige für ihre Genossen auch gefährlich werden. Dabei besteht die Schwierigkeit, daß diese Roheit erzieherisch gar nicht beeinflußbar ist. Man kann nichts tun, als ähnlich, wie bei einem gefährlichen Tier fortwährend auf der Hut zu sein. Diese Aggression kann Kinder betreffen, die sich zeitweise gut zu benehmen wissen und sonst sogar ganz sympathische Züge aufweisen. Es kann aber diese Aggression auch mit einer vollständigen Gefühlsstumpfheit verbunden sein, wodurch solche Kinder noch tierähnlicher werden. Differentialdiagnostisch ist es wichtig, darauf hinzuweisen, daß der moralische Schwachsinn, wie er in der Literatur so häufig beschrieben wird, sich zwar sehr oft mit dem intellektuellen Schwachsinn verbindet, daß aber auch der richtige „Moral insane“ intellektuelle Defekte zu haben scheint, die einer kritischen Prüfung nicht standhalten. Dieser Moral insane, der sich gegen die Schuldisziplin, gegen das Lernen sträubt, kann Ausfallserscheinungen der Intelligenz vortäuschen, die lediglich mit seiner Einstellung gegenüber der Schule zusammenhängen. Der Wissenserwerb ist durch die bestehende Ablehnung gestört worden.

Im allgemeinen sind schwachsinnige Kinder innerhalb der Schule und der Anstalten, abgesehen von den oben erwähnten Schwierigkeiten, nicht schwer zu führen. Nur bei vielen macht sich zur Zeit, da sie die Anstalt verlassen, eine allgemeine Haltlosigkeit geltend. Sie verweigern jede Arbeit, sie werden im fremden Milieu frech und widerspenstig, sie mißbilligen alles, was zur neuen Umgebung gehört. Es entwickeln sich sehr unangenehme Situationen dadurch, daß sie jeder Einflüsterung Gehör schenken, sich von jedermann anführen und verführen lassen, so daß sie im gewöhnlichen Leben vollkommen unmöglich werden. Dieses Fehlen der Selbständigkeit und eines persönlichen Zielbewußtseins bringt es mit sich, daß solche Schwachsinnige niemals aus dem Rahmen der Familie treten können.

Sehr viele Schwachsinnige werden durch ihre dissozialen Handlungen bedenklich. Dies hängt in der Regel weniger mit dem Intelligenzmangel als mit der ungehemmten Stärke des Trieblebens zusammen. Zu den sonderbarsten Erscheinungen gehören die durchaus nicht seltenen schwachsinnigen Poriomanen. Sie werden ihrem Trieb in raffiniertester Weise gerecht, vagieren Wochen und Monate lang und bringen sich, ihrer Genügsamkeit entsprechend, verhältnismäßig gut durch. Am gefährlichsten sind unter den Schwachsinnigen die Brandstifter, da sich ihr Trieb sehr brutal durchsetzt, und weil er auch bei tieferstehenden Schwachsinnigen immer noch genügend zielstrebige Handlungen zeitigt, die in seinen Dienst gestellt werden.

Eigentumsdelikte kommen bei den Schwachsinnigen sehr häufig vor. Auch dabei ist es verwunderlich, wie verhältnismäßig klug sogar kompliziertere Diebs- oder Betrugshandlungen angelegt sein können. In bezug auf das Lügen, sowohl innerhalb eines Deliktes, als auch außerhalb eines solchen, ist der Schwachsinnige in derselben Situation wie das junge Kind. Es kommt ihm durchaus nicht auf den logischen Aufbau an und deshalb sind seine Aussagen gänzlich verworren.

Das Geschlechtsleben der Schwachsinnigen ist hauptsächlich dadurch charakterisiert, daß bei guter organischer Entwicklung der Sexualtrieb sehr früh einsetzt, wodurch es verhältnismäßig zeitlich zu autoerotischen Exzessen kommt. Aller Wahrscheinlichkeit nach handelt es sich um sexuelle Irritationen, die mit der sonstigen Allgemeinstörung in Zusammenhang stehen. Im Gegensatz dazu steht eine gleichfalls nicht kleine Gruppe von Schwachsinnigen, die sexuell unterentwickelt sind und es auch bleiben.

Von praktischem Interesse sind nur diejenigen Schwachsinnigen, bei denen die Sexualität in der erstgenannten Weise zur Entwicklung gelangt ist. Sie erschöpfen sich fast ausnahmslos in einer maßlosen Masturbation und verlieren durch die entsprechende Schwächung die heterosexuelle Einstellung.

Die Gefahr der Fortpflanzung ist daher bei den männlichen Individuen nur in sehr geringem Grade vorhanden, abgesehen davon, daß sie keine begehrenswerten Sexualobjekte sind. Gefährlich können sie allerdings wegen ihrer Neigung zu Schändungsakten werden. Es kommt doch sehr häufig vor, daß sie sich mangels vollwertiger Partner an Kinder heranmachen.

Beim weiblichen Geschlecht ist die Gefahr einer Schwängerung nur unter ganz besonders ungünstigen Umständen gegeben. Für gewöhnlich schließt die mangelhafte Eignung zum Sexualobjekt das schwachsinnige Mädchen vom Geschlechtsverkehre aus.

Die meisten der genannten Eigenschaften müssen höchst ungünstig für die Berufs- und Erwerbseinstellung wirken. Die gewöhnlichen Arbeitsbetriebe und Haushaltungen sind jedenfalls nicht geeignet, die vielen sozialen Mängel der Schwachsinnigen zu ertragen. Doch gibt es einige Typen von Schwachsinnigen, die sich durch einen fast pathologischen Fleiß durchsetzen. Eine geradezu bienenhafte Emsigkeit ermöglicht es ihnen, auch größere Fertigkeiten zu erwerben, und auch manche katatone Formen sind imstande, ihre stereotyp durchgeführten Arbeiten in sozial brauchbare Bahnen zu leiten. Aus diesem Grunde werden solche Menschen ganz gern von Leuten, die diese Fertigkeiten ausnützen können, übernommen und sogar anderen vorgezogen. Dieser Minderheit von Fleißigen, Anspruchslosen, Genügsamen, sexuell gänzlich Inaktiven steht die Mehrzahl derer gegenüber, die, abgesehen von ihren anderen schlechten Eigenschaften, aus ihrer Trägheit nie herauskommen. Sie bleiben bei jeder Form der Behandlung schlaff und sind in ihrer Schlaffheit ebenso festgelegt, wie die anderen in ihrer Geschäftigkeit. Damit resultiert eine vollkommene Unbrauchbarkeit, die solche Menschen auch innerhalb ihrer Familie unmöglich macht und sie mit der Zeit der Anstaltspflege zuführt.

Die Bedeutung der Körperbautypen

Es gibt eine ganze Reihe von Einteilungsgründen, nach denen man bei der Durchmusterung eines größeren Menschenmaterials vorgehen kann. So zum Beispiel ist die Unterscheidung *Tandlers* nach Hypotonischen, Normaltonischen und Hypertonischen ohneweiters anwendbar, wenn man Bevölkerungsschichten nach ihrer Arbeitsfähigkeit beurteilen will. Wesentlich weitergehend und vielleicht von der größten Bedeutung für die Beurteilung von Menschen nach ihrer sportlichen Leistungsfähigkeit ist die Einteilung von *Sigaud,* der einen Typus cerebralis, respiratorius, muscularis und digestivus unterscheidet. Die *Tandler*schen Typen beziehen sich lediglich auf die Muskulatur und die Spannung des Gewebes, die *Sigaud*schen Typen bringen eine Reihe von vegetativen Verrichtungen, die nicht auf die Muskulatur beschränkt sind und stellen sie der geistigen Arbeit gegenüber. Damit kommt es zur Bildung von Typen, die durch ihre gute Atmung auffallen und deswegen eine besondere Eignung zum Laufen haben (respiratorius). Der zweite Typus fällt durch seine kräftige Muskelentwicklung auf und ist mehr zur Schwerathletik zu verwenden (muscularis), während der digestive Typus als reiner Freßmensch wohl für andauernde schwere Arbeit taugt, in sportlicher Hinsicht aber beiden anderen Typen unterliegt. Der Typus cerebralis ist durch seine wesentlich hervorstechenden Eigenschaften der geborene intellektuelle Arbeiter.

Für alle Typenbildungen ist zu bemerken, daß es unmöglich ist, die Menschheit s o zu klassifizieren, weil es tatsächlich unendlich viel mehr Formen und Übergänge gibt und der Typus selbst rein nur in Ausnahmsfällen vorkommt.

Abgesehen von der Bedeutung des Typus cerebralis für die geistige Arbeit haben die genannten Typen keine Beziehungen zum Seelenleben, zum mindesten haben sich die betreffenden Autoren um seelische Beziehungen nicht gekümmert. Unter diesem Gesichtswinkel sind aber die *Kretschmer*schen Formen entstanden und dieser Autor hat in der modernen Literatur zum erstenmal unumwunden die Beziehungen von rein körperlichen Eigenschaften zum Seelenleben hervorgehoben. Dabei geht er als Psychiater vor allem darauf los, rein psychiatrische Krankheitsbilder mit besonderen Körpereigenschaften in Verbindung zu bringen.

Kretschmer hebt die zwei großen psychiatrischen Krankheitskreise hervor, nämlich:

1. Das manisch-depressive Irresein.
2. Die Schizophrenie.

Die übrigen Geisteskrankheiten, zum Beispiel die Paranoia, die Gehirnparalyse, die Alterspsychosen, Vergiftungspsychosen und die verschiedenen Schwachsinnsformen, können eine Reihe von Zügen tragen, die dem einen oder anderen der beiden oben genannten Kreise entsprechen. Im gleichen Sinn wären auch die verschiedenen Formen der Neurosen, der Psychopathien und der sexuellen Abnormitäten zu betrachten.

Im folgenden sollen die Körpertypen als solche besprochen und dabei einerseits der *Kretschmer*sche Standpunkt gewahrt und die Beziehung zur Psychose festgehalten werden, aber auch anderseits gezeigt werden, wie allgemein Charakter und Körperbau zusammenhängen und wie weit dieser für die fürsorgerische Tätigkeit eine Rolle spielt.

Kretschmer unterscheidet im Körperbau drei Typen, den asthenischen, den athletischen und den pyknischen. Er bemerkt selbst, daß seine Typen in erster Linie für das männliche Geschlecht aufgestellt sind, für das weibliche Geschlecht hat er keine geschaffen.

1. Der asthenische Typus. Das Wesentliche im Habitus des männlichen Asthenikers ist: Geringes Dickenwachstum bei durchschnittlich unvermindertem Längenwachstum. Diese spärliche Dickenentwicklung geht durch alle Körperteile und alle Gewebsformen (Haut, Fett, Muskeln); in den reinen Fällen gewinnt man beiläufig folgendes Eindrucksbild: Magere, schlanke, hochaufgeschossene Menschen, blutarme Haut, schmale Schultern, muskeldünne Arme, knochige, schlanke Hände, langer, schmaler, flacher Brustkorb, dünner, fettloser Bauch. Das Körpergewicht ist gegenüber der Körperlänge herabgesetzt, der Brustumfang ist größer als der Hüftumfang. Dieser Typus ist im Kindesalter sehr häufig schon vorgebildet. Alles, was *Kretschmer* über den erwachsenen Mann sagt, läßt sich auch ohneweiters auf das Kindesalter übertragen. Solche Kinder erscheinen als unterernährt auch bei ausreichender Kost, sind immer blutarm, erhalten trotz allgemeiner Gesundheit immer schlechte Qualifikationen und sind im allgemeinen empfindlicher, nervöser und aufgeregter als die anderen Formen. Um die Pubertätszeit herum kann der asthenische Zustand besonders stark hervortreten und zu ernsten Besorgnissen wegen der Tbc-Gefahr Veranlassung geben. Man darf aber nicht von vornherein alle mageren Kinder für Astheniker halten und vor allem nicht prophezeien, daß sie durch ihr ganzes Leben Astheniker bleiben. Besonderer Wert ist aus diesem Grunde bei Kindern vom zehnten Jahr angefangen auf die Bildung des Gesichts zu legen, die nach dem Abstreifen der infantilen Züge deutlich wird. *Kretschmer* beschreibt die prägnantesten Fälle folgendermaßen: Haut und Weichteile sind dünn, blaß, fettarm, besonders am Nasenrücken ist die Haut dünn und glatt, die Knochen treten scharf hervor. Trotzdem ist das Skelett eher zart. Der Schädelumfang ist meist klein, im Gesicht überwiegt das Höhenwachstum über das Breitenwachstum, daher das Gesicht schmal und lang aussieht. Auffällig ist noch das Mißverhältnis zwischen gesteigerter Nasenlänge und dem Zurücktreten des Kinns. Auf diese Art entsteht das Winkelprofil. In der Frontalansicht zeigen die Umrißlinien eine verkürzte Eiform. Die zahlreichen Varianten werden von ausgesprochenen Schädelabnormitäten gestellt, wie zum Beispiel Turmschädel, Kahnschädel, Blasenschädel.

Diese Schädel- und Gesichtsmerkmale sind bereits im Alter jenseits vom zehnten Jahre gut ausgebildet und daher verhältnismäßig leicht zu erkennen.

2. Der athletische Typus. Er ist gekennzeichnet durch die starke Entwicklung des Skelettes, der Muskulatur und auch der Haut. Das Eindrucksbild ist folgendes: Deutlich ausladende Schultern, stattlicher Brustkorb, straffer Bauch, Becken

und Beine schmäler als der Schultergürtel, der derbe, hohe Kopf wird auf freiem Hals aufrecht getragen, das Muskelrelief tritt überall plastisch hervor, im Gesicht überwiegen die Knochen, Schlüsselbein, Hand- und Fußgelenke weisen auf den groben Knochenbau. Hände und Füße sind sehr groß. Die Haut ist straff und elastisch. Die Körpergröße liegt im Mittel über dem Durchschnitt.

Im Kindes- und jugendlichen Alter sind die athletischen Formen nicht deutlich von den pyknischen zu trennen. Bei Frauen ist der athletische Typus verhältnismäßig leichter nachzuweisen als die anderen.

3. Der pyknische Typus ist gekennzeichnet durch die starke Entwicklung der Eingeweidehöhlen (Kopf-, Brust-, Bauchhöhlen) und Neigung zum Fettansatz am Stamm, während die Bewegungsapparate, Schultergürtel und Extremitäten, zurückbleiben. Das grobe Eindrucksbild ist gekennzeichnet durch die gedrungene Figur, das weiche, breite Gesicht mit kurzem massiven Hals, den gewölbten Brustkorb und den Fettbauch. Die Gliedmaßen sind weich, rundlich mit wenig Muskel- und Knochenrelief. Die Schultern sind rund und haben oft einen charakteristischen Knick nach vorn. Sehr wichtig ist für den Pykniker die Neigung zum Fettansatz, wobei aber besonders bemerkt werden muß, daß der Fettansatz aus den verschiedensten konditionellen Gründen fehlen kann. In diesem Fall ist man lediglich auf die Proportionen angewiesen und es ist ganz gut möglich, daß das Gesamtbild den pyknischen Habitus als solchen nicht erkennen läßt. Das ist besonders stark im jugendlichen Alter der Fall, wenn auch in diesem Alter unter Umständen dieser Typus seine volle Entwicklung findet. Das ausgeprägte pyknische Gesicht ist das Spiegelbild des pyknischen Körperbaus, es hat die Tendenz ins Breite, Weiche, Abgerundete. Der Schädel ist groß, rund, breit, aber nicht sehr hoch. Das Skelett ist derb, der Fettansatz reichlich, die Zeichnung der charakteristischen Gesichtspartien, Stirn, Mund und Nase, Jochbein und Kinn, leicht verwischt. Die Profile sind nicht scharf und ausladend, Nase und Kinn im allgemeinen sehr harmonisch, der Gesichtsausdruck vom ästhetischen Standpunkt aus ebenmäßig, im Gegensatz zu den Schizophrenen, die interessant sind.

Auch dies ist bei Kindern jenseits des zehnten Lebensjahres leicht zu sehen und wird auch bei Säuglingen gut nachgewiesen *(Lederer)*, während die frühe Kindheit und auch das erste Schulalter auch in dieser Beziehung verwaschen sind.

Es handelt sich bei den *Kretschmer*schen Formen lediglich um konstitutionelle Eigenschaften, die als solche mit der Erbmasse erworben werden. Es ist selbstverständlich, daß alle Veränderungen, die den Körper betreffen, sich also auf Ernährung, Krankheiten, insbesondere des Zentralnervensystems, und auf die Blutdrüsen beziehen, einschneidende Veränderungen hervorrufen müssen, die als solche das Bild bis zur Unkenntlichkeit entstellen können. Allerdings scheint bei den *Kretschmer*schen Typen das Hauptgewicht der Erkrankungsmöglichkeit bei den Asthenikern zu liegen. Astheniker dürften eher und schwerer erkranken als die übrigen Formen und vielleicht schon fötal entsprechend ihrer Veranlagung weniger widerstandsfähig sein. Mit diesen Veränderungen, gleichgültig welchen Typus sie betroffen haben, müssen auch Veränderungen des Charakters auftreten.

Die Bedeutung der Konstitution für die Fürsorgeerziehung

In früheren Jahren wurden die Kinder und Jugendlichen in den Fürsorgeerziehungsanstalten lediglich nach denselben Gesichtspunkten vereinigt, wie es heute noch in den sonstigen Internaten üblich ist. Maßgebend für die Erziehungsgruppe blieb immer im besten Falle das Schulalter, wenn nicht gar der Platz, der eben frei geworden war. Überlegt man, wieviel Formen der psychiatrischen Grenzerkrankungen, psychopathische Erscheinungen, dysplastische Typen, wie vielerlei konstitutionelle Formen sich in einer solchen Anstalt finden, dann kann man sich nicht mehr wundern, daß diese charakterologisch wie physisch vollständig verschiedenen Elemente miteinander nicht zu erziehen waren. Es ist daher naheliegend gewesen, eine Reform der geschlossenen Erziehungsanstalten in dem Sinne durchzuführen, daß man trachtete, gleichartige Elemente miteinander zu vereinen.

Die ersten Bestrebungen dieser Art fanden in der seinerzeitigen Anstalt der Gemeinde Wien, in Oberhollabrunn, einen günstigen Boden. Man versuchte zuerst, rein psychiatrische Gesichtspunkte in den Vordergrund zu stellen und insbesondere die Stimmung als das Wesentliche für eine Gruppenbildung zu betrachten. Einzelne Erfahrungen mit hyperthymischen Kindern hatten sich als günstig erwiesen; man wußte bereits, wie stark sich solche Kinder in dem Sinne gegenseitig beeinflussen, daß sie ihre mit der Stimmung in Zusammenhang stehende Dissozialität verlieren. Man weiß heute, wie sehr man damit in *Kretschmer*sche Bahnen geraten ist.

Für die große Menge der in Betracht kommenden Kinder konnte dies allerdings nicht allein ausschlaggebend sein. Vor allem schien es auch notwendig, die intellektuell Normalen von den intellektuell Defekten zu befreien. Eine Verteidigung dieser Maßnahme war in einer Zeit, da die Hilfsschule sich bereits durchgerungen hatte, nicht mehr nötig.

Jetzt sollte auch versucht werden, in gleicher Weise die Psychopathen von den Nicht-Psychopathen zu trennen. Diesmal gelangte man aber auf einen toten Punkt, was allerdings sehr belehrend wirkte. Eine Zusammenstellung von Psychopathen erwies sich nämlich in der probeweisen Durchführung als gänzlich unmöglich. Beim ersten Anblick einer solchen Gruppe wurde es eindeutig klar, daß man sich unter gar keinen Umständen eine schlechtere Mischung von Elementen hätte vorstellen können. Die vorhandenen Psychopathen waren in ihren schlechten Eigenschaften gut bekannt. Man wußte, wie stark ihre Triebe entwickelt waren, man wußte aber auch um die Verschiedenheiten dieser Kinder, und es war einleuchtend, daß die Superlative verschiedener schlechter Eigenschaften, in einer Gruppe vereinigt, zu den schlimmsten Unstimmigkeiten hätte führen müssen.

Überlegt man, daß die Psychopathen, beziehungsweise Neuropathen psychotische Elemente enthalten, daß sie zerebral geschädigt sein können oder Persönlichkeiten, die in irgend einer Weise Störungen des endokrinen Systems aufweisen, dann kann man fast überall annehmen, daß es sich nur um konditionelle Veränderungen handelt und daß das Charakteristische des Individuums selbst doch in seiner Konstitution liegen muß.

Der damalige Gedankengang war allerdings ein anderer. Die Unmöglichkeit, Psychopathen zusammenzustellen, führte dazu, sich lediglich an die Ergebnisse von Psychogrammen zu halten, die aus sehr intensiven Beobachtungen hervorgegangen waren. Danach standen einige Charakterzüge im Vordergrund, die als gruppenbildend aufgefaßt werden konnten, und diese waren unabhängig davon, ob es sich um Psychopathen oder Nicht-Psychopathen handelte.

Bei der Zusammenstellung dieser Fälle wurde plötzlich mit einigem Schrecken und Unbehagen die Entdeckung gemacht, daß die Gruppen ästhetisch günstig wirkten, weil die einzelnen Kinder auch körperlich gut zusammenpaßten. Es stieg daher der Verdacht auf, daß nicht so sehr das Psychogramm als physiognomische Momente die Leitung übernommen hatten. Aus diesem Grunde wurde eine neuerliche Prüfung des gesamten Materials angeordnet, wobei festgestellt wurde, daß man sich doch nicht hatte täuschen lassen. Die Gruppierung wurde daher auch beibehalten, wie dies in der „Zeitschrift für Kinderheilkunde“, 1920, veröffentlicht wurde.

Wie sich später ergab, hatte man in Wirklichkeit eine Zusammenstellung im Sinne *Kretschmer*s vorgenommen. Das Charakteristische, insbesondere zweier wichtigsten Gruppen ist in ihrer pyknischen, respektive asthenischen Konstitution gelegen. Diese Gruppierung ist auch heute für die Erziehungsanstalt der Stadt Wien in Eggenburg beibehalten worden. Die Erfolge, die dadurch in erzieherischer Hinsicht erreicht wurden, sind so zweifellos, daß von einer Rückkehr zum alten System überhaupt keine Rede mehr sein kann. Damit war allerdings nur ein Teil des Problems gelöst, denn es handelte sich ja bloß um Knaben unter vierzehn Jahren. Es mußte auch noch versucht werden, in ähnlicher Weise für Jugendliche und für Mädchen eine Gruppeneinteilung zu finden.

Es war naheliegend, dieselbe Grundlage zu wählen. Die diesbezüglichen Versuche wurden in einer provisorischen Anstalt der Stadt Wien, in St. Andrä an der Traisen, vorgenommen. Erfahrung und Überlegung zeigten aber schon in der allerersten Zeit, daß es auf diesem Wege unmöglich war, weiterzukommen. Pyknische, asthenische und athletische Jugendliche bildeten in ihrer Zusammenstellung nicht nur ein ästhetisch, sondern auch erzieherisch unmögliches Gemenge der heterogensten Elemente. Es war daher notwendig, einen anderen Weg einzuschlagen.

Dafür hatte sich mittlerweile eine neue Grundlage gefunden und zwar in einer Anstalt für geschlechtskranke jugendliche Mädchen, in der eine ganz neue Typisierung aufgestellt worden war. Den Ausgangspunkt hiefür bildete eine Entdeckung des Assistenten der heilpädagogischen Abteilung der Kinderklinik, *Dr. Feldner,* dem es gelang, einen Mädchentypus mit sehr charakteristischen Zügen als „Virago"-Form zu beschreiben. Die Art dieser Mädchen, sich zum Leben zu stellen, ihr Benehmen, ihre Eigenheiten in der Entfaltung der Sexualität sind derart, daß ein deutlicher Unterschied zwischen ihnen und ihren Geschlechtsgenossinnen besteht. Aus der restlichen Menge der genannten Anstalt spalteten sich jetzt leicht andere Formen ab, die sich wieder voneinander und von den erstgenannten in ihrer Lebensführung unterschieden.

Besonders charakteristisch erschien nach dem Material dieser Anstalt, das durchwegs eine sexuelle Betätigung hinter sich hatte, die Art der sexuellen Einstellung. Während der Viragotypus mit einem gewissen Zielbewußtsein auf sein Sexualobjekt losgeht und mit Hintanstellung der ideal gedachten weiblichen Eigenschaften um das Sexualobjekt wirbt, wartet der richtige Mädchentypus mit Heranziehung aller Künste der Eitelkeit und Koketterie den Bewerber ab. Diesen beiden Typen steht ein Kameradschaftstypus gegenüber, der allerdings in sexueller Beziehung ihnen nichts nachgibt, niemals aber das Spielerische, Tändlerische eines angenehmen Lebensgenossen vergißt. Alle die genannten Typen sind in ihren deutlicheren Formen ohneweiters zu erkennen. Sie werden entsprechend ihren Eigenarten als puerile, virginelle und viraginöse Formen bezeichnet, denen sich offenbar eine unter endokrinen Einflüssen entstandene, richtige Weibertype anschließt.

Die Zusammenstellung dieser Typen zu einzelnen Gruppen hat sich auch bei den erzieherisch sehr unangenehmen Elementen der genannten Anstalt als vorteilhaft erwiesen. Einer größeren Ausdehnung des Gruppierungsgedankens stand allerdings die Tatsache entgegen, daß es sich hier um eine Krankenanstalt handelte, und aus diesem Grunde konnte dieses Problem hier nicht weiter verfolgt werden.

Es war jetzt nur die Frage, ob nicht auch beim männlichen Geschlecht die Art der Einstellung des Sexuallebens oder noch vielmehr der sexuellen Entfaltungsmöglichkeiten den maßgebenden Gesichtspunkt für eine Gruppierung liefern könne. Diese Versuche wurden zuerst von *Winkelmayer* in St. Andrä und dann in Eggenburg durchgeführt. Er hat vor allem gezeigt, daß einer frühgereiften Männlichkeit ein infantiler Typus schroff entgegenzustellen ist. Diese beiden Typen mußten sich schon rein äußerlich als miteinander unvereinbar erweisen. Der maskuline Typ zeigt sowohl Astheniker als auch Pykniker, die, abgesehen von den exogen und konditionell endogenen Neigungen zur Dissozialität, einen gewissen Ernst in der Lebensführung, eine früh entwickelte männliche Energie und Beständigkeit besitzen. Der infantile Charakter der anderen kommt in der bekannten kindlichen Lebhaftigkeit, im Fehlen sexueller Ambitionen, Mangel an Ernst und dergleichen zum Vorschein.

Neben den typisch männlichen Gestalten gibt es richtige Burschenformen, die in ihrer Lebensweise für sich charakteristisch sind und die vollkommen dem entsprechen, was man eben Burschen nennt. Schließlich wären noch diejenigen Elemente zu erwähnen, die so ziemlich dem heutigen Kino-, Friseur-Schönheitsideal entsprechen: Hochaufgeschossene, schlanke Figuren mit Ephebengesichtern, die sich ihrer hetero- und homosexuellen Anziehungskraft vollkommen bewußt sind, reine Sexualwesen, von der Natur nur zu diesem Zwecke bestimmt.

Die derzeitige Einteilung in Eggenburg ist demnach wie folgt: Infantile, Puerile, Juvenile, Maskuline. Dadurch ist selbstverständlich das einzelne Individuum nur bis zu einem gewissen Grad deutlich und einwandfrei charakterisiert. Aber auch bei den Mischformen läßt sich bei einiger Übung und besonders bei der Einstellung in die lebendige Gruppe das Überwiegen des einen oder des anderen Typus leicht feststellen und dadurch gelingt es, Gruppen zu schaffen, die als Erziehungseinheiten aufgefaßt, am besten ihrer Eigenart entsprechend gefördert werden können.

Psychologie des Säuglings. Vom Trauma der Geburt und Trauma der Entwöhnung. Von Dr. **Siegfried Bernfeld,** Wien. Etwa 220 Seiten. *Erscheint Juni 1925.*

Das Neugeborene. Die Geburt und psychophysische Retardierungen.— Die Funktion der Säuglingspflege.— Der Schlaf.— Das Schreien.— Das Saugen.— Über das Bewußtsein des Neugeborenen.— Sinnespsychologie.— Abfuhrbewegungen.— Handlungen.— Die Struktur des Neugeborenen.

Erste Fortschritte. Das Schauen.— Die orale Zone.— Das Hören.— Die Triebgruppen.— Abfuhrphänomene.— Die Wahrnehmungen.— Struktur des Vierteljahrkindes.

Der Bemächtigungstrieb. Die Entwicklung der Hand.— Sitzen, Kriechen, Klettern.— Stehen, Gehen.— Reifen, Lernen.— Die Bemächtigungsformen.— Die Triebkomponenten der Bemächtigung.— Die Libidoentwicklung des Greiflings.

Traumen und Versagungen. Allgemeines.— Die Geburt als Trauma. — Die Entwöhnungsperiode: 1. Die Dentition. 2. Beißen und Kauen. 3. Die Abstillung.

Der Säugling und seine Welt. Körper und Außenwelt.— Die affektiven Stellungnahmen.— Wahrnehmung und Trieb.

Über Psychologie und Psychopathologie des Kindes. Von Dr. **Theodor Heller,** Direktor der Erziehungsanstalt Wien-Grinzing. Zweite, erweiterte Auflage. 63 Seiten. 1925.

Preis: S 3.40, Gm 2.—

Psychologie des Kindes. Grundtatsachen.— Die Entwicklung der geistigen Fähigkeiten. Kind und Schule.

Psychopathologie des Kindes. Die geistigen Schwächezustände. Die nervöse Konstitution.— Die psychopathischen Konstitutionen. Wandertrieb. Selbstmord. Heilpädagogik als Fürsorgeerziehung.— Literaturnachweis.

Die geschlechtliche Aufklärung im Erziehungswerke. Ein Wegweiser für Erzieher, Eltern und Ärzte. Von Privatdozent Dr. **Josef Friedjung,** Abteilungsvorstand des I. öffentlichen Kinderkrankeninstituts in Wien. Dritte verbesserte Auflage. 30 Seiten. 1924. Preis: S 0.60, Gm 0.40.

Die kindliche Psyche und der Genuß geistiger Getränke. Abhandlung für Lehrer und gebildete Laien nach einem in der Wiener Pädagogischen Gesellschaft gehaltenen Vortrage. Von **Leopold Lang.** Mit einem Vorwort von Dozent Dr. **Alexander Pilcz.** Mit 14 Tafeln im Texte. 81 Seiten. 1907.

Preis: S 1.90; Gm 1.20.

Pädagogische Therapie
für praktische Ärzte.

Von

Dr. phil. Theodor Heller,

Direktor der Heilpädagogischen Anstalt, Wien-Grinzing.

Mit 3 Textabbildungen (230 S.)
(Aus „Enzyklopädie der klinischen Medizin", Allgemeiner Teil)
1914

8.40 Goldmark

Bericht über den ersten Kongreß für Heilpädagogik in München. 2.—5. August 1922. Im Auftrage der Gesellschaft für Heilpädagogik, Forschungsinstitution für Heilpädagogik, herausgegeben von H. Göpfert, München. (146 S.) 1923.
3 Goldmark

Bericht über den zweiten Kongreß für Heilpädagogik in München. 29. Juli bis 1. August 1924. Im Auftrage der Gesellschaft für Heilpädagogik, Forschungsinstitution für Heilpädagogik, herausgegeben von Erwin Lesch, München. (294 S.) 1925.
12 Goldmark

Bericht über die zweite Tagung über Psychopathenfürsorge. Köln a. Rh., 17. u. 18. Mai 1921. Herausgegeben vom Deutschen Verein zur Fürsorge für jugendliche Psychopathen, E. V. Berlin. (102 S.) 1921. 2.80 Goldmark

---

Bericht über die dritte Tagung über Psychopathenfürsorge. Heidelberg, 17.—19. September 1924. Herausgegeben vom Deutschen Verein zur Fürsorge für jugendliche Psychopathen, E. V. Berlin. (56 S.) 1925. 3.60 Goldmark

---

Zeitschrift für Kinderforschung. Begründet von J. Trüper. Organ der Gesellschaft für Heilpädagogik E. V. und des Deutschen Vereins zur Fürsorge für jugendliche Psychopathen. Unter Mitwirkung von Fachgelehrten herausgegeben von F. Kramer-Berlin, Ruth v. der Leyen-Berlin, R. Hirschfeld-Berlin, M. Isserlin-München, Gräfin Kuenburg-München, R. Egenberger-München.

Erscheint in zwanglosen, einzeln berechneten Heften, die zu Bänden von etwa 40—60 Bogen Umfang vereinigt werden.

Psychologische Forschung. Zeitschrift für Psychologie und ihre Grenzwissenschaften. Herausgegeben von K. Koffka, Gießen, W. Köhler, Berlin, M. Wertheimer, Berlin, K. Goldstein, Frankfurt a. M., H. Gruhle, Heidelberg. Erscheint in zwanglosen Heften, 4 Hefte bilden einen Band.
Der Preis jeden Bandes beträgt 25 Goldmark

Zwanglose Abhandlungen aus den Grenzgebieten der Pädagogik und Medizin. Herausgegeben von Th. Heller in Wien und G. Leubuscher in Meiningen.

Heft 1: **Die Neurosen und Psychosen des Pubertätsalters.** Von Dr. Martin Pappenheim und Dr. Carl Grosz, Landesgerichtspsychiater in Wien. (138 S.) 1914. 5.25 Goldmark

Heft 2: **Suggestion und Erziehung.** Von Dr. Leo Hirschlaff in Berlin. (255 S.) 1914. 9.60 Goldmark

Heft 3: **Über kindliche Selbstmörder.** Von Professor Dr. E. Redlich und Dr. E. Lazar in Wien. (93 S.) 1914. 3.60 Goldmark

Heft 4: **Die wichtigsten chronischen Krankheiten des Schulkindes** und die Mittel zu ihrer Bekämpfung mit besonderer Berücksichtigung der Tuberkulose. Von Dr. Gustav Poelchau, Schularzt in Charlottenburg. (132 S.) 1914. 5.25 Goldmark

Heft 5: **Gesundheit und Nachwuchs.** Von Leo Burgerstein in Wien. (39 S.) 1914. 1.50 Goldmark

Heft 6: **Lüftung und Heizung im Schulgebäude.** Von Dr. M. Rothfeld, Stadtschularzt in Chemnitz. Mit 38 Textabbildungen. (130 S.) 1916. 4.80 Goldmark

Heft 7: **Die Leseschwäche (Legasthenie) und Rechenschwäche (Arithmasthenie) der Schulkinder im Lichte des Experimentes.** Von Dr. Paul Ranschburg, Privatdozent an der Medizinischen Fakultät, Chef des Ungarischen Heilpädagogischen und Psychologischen Laboratoriums in Budapest. Mit 26 Tabellen im Text. (76 S.) 1916. 2.80 Goldmark

---

Fortschritte des Kinderschutzes und der Jugendfürsorge. Vierteljahrshefte des Archivs deutscher Berufsvormünder. Herausgegeben von Dr. Chr. J. Klumker-Wilhelmsbad.

Erster Jahrgang:

Heft 1: **Vormundschaftsgericht und Ersatzerziehung.** Von J. F. Landsberg. (35 S.) 1913. 1.50 Goldmark

Heft 2: **Der Schutz der gewerblich tätigen Kinder und der jugendlichen Arbeiter.** Von Dr. A. Bender. (43 S.) 1914. 1.50 Goldmark

Heft 3: **Anstalts- und Familienerziehung.** Von Joh. Petersen. — **Die deutsche Jugendfürsorge in Böhmen.** Von Hugo Keller. — **Geschichtliche Untersuchungen zur Kinder- und Jugendfürsorge.** Von Chr. J. Klumker. (32 S.) 1914. 1.50 Goldmark

Heft 4: **Die Unterhaltsklage des unehelichen Kindes im In- und Auslande.** Von Dr. H. Tomforde. (59 S.) 1915. 2 Goldmark

Zweiter Jahrgang:

Heft 1: **Fortschritte der deutschen Jugendpflege von 1913 bis 1916.** Von Dr. Hertha Siemering. (63 S.) 1916. Vergriffen

Heft 2: **Der Aufbau der Kleinkinderfürsorge.** Von Dr. Gustav Tugendreich. **Statistische Erhebungen über die soziale Lage von Kindern.** Von Dr. Wilhelm Feld. (31 S.) 1917. 1 Goldmark

Heft 3: **Kinderschutz und Schulpflegschaft.** Von Käte Winkelmann. (16 S.) 1918. 0.80 Goldmark

Heft 4: **Der Schutz der gewerblich tätigen Kinder und jugendlichen Arbeiter.** Von Gewerberat Dr. A. Bender. (56 S.) 1920. 2.50 Goldmark

---

Verhandlungen des 6. Deutschen Jugendgerichtstages Heidelberg. 17.—19. September 1924. („Vereinigung für Jugendgerichte und Jugendgerichtshilfen" Heft 5.) (100 S.) 1925. 4 Goldmark